[新訂増補]
子どもから大人への発達精神医学

神経発達症の理解と支援

本田秀夫

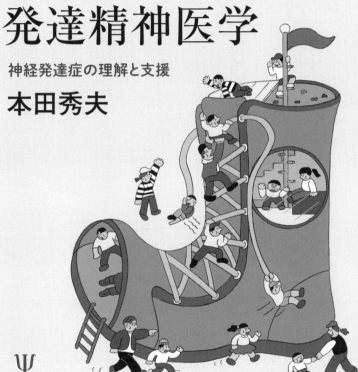

金剛出版

新訂増補版の序

　本書は，2013 年に上梓した「子どもから大人への発達精神医学」の新訂増補版である。タイトルに「発達精神医学」という言葉を入れたことについての筆者の考えは，初版のまえがきを参照されたい。

　初版が刊行された 2013 年は，ちょうど DSM-5 が出版された年でもあった。その後，2018 年には ICD-11 がオンライン上で公開され，2022 年には DSM-5 のテキスト改訂版である DSM-5-TR も出版された。診断分類の改訂に伴い，概念や用語からそれらの日本語訳まで　多くの変更があった。たとえば「広汎性発達障害」，「アスペルガー症候群」など，この 10 年余りの間に臨床現場ではほとんど使われなくなった用語があり，逆に「神経発達症」をはじめとする新しい用語が登場した。'Disorder' の日本語訳が「障害」から「症」へと変更された。あるいは，自閉スペクトラム症と ADHD の併記が可能となり，かつてのようにどちらか二者択一で迷う必要がなくなった。

　現代の精神医学はよくも悪くも DSM と ICD の影響を強く受ける。DSM-Ⅳおよび ICD-10 の影響下で執筆した初版の内容の中には，DSM-5 以後の神経発達症の臨床には直結しないような内容も含まれていた。新訂増補版では，そのような部分を削除し，代わりに DSM-5 以降に執筆した原稿を追加した。一方，内容的には過去のものであっても，神経発達症の臨床や研究を専門とするのであれば知っておきたい歴史的な経過は押さえておきたいと考え，古くても重要と思われる原稿は残すことにした。

　2010 年代は，神経発達症が児童精神科医の専売特許でなくなった 10 年間であった。今では，成人を診る一般の精神科クリニックでも神経発達症の診療を抵抗なく受け入れるところが増えている。成人の神経発達症を専門に扱う学会

もできた。ただ，筆者が本書を上梓したときに考えていた「発達精神医学」への道のりはまだまだ長いことを感じる。「発達」の視点に立った縦断的臨床研究を主たるテーマとする精神医学の領域を実現する場は，全国でいくつかできてきたものの，まだまだ足りない。心理学が「児童心理学」から「発達心理学」へと発展したのと同様に，「発達精神医学（developmental psychiatry）」という領域の開拓が必要であるとの考えは変わらない。

　本書は一般向けの入門書ではなく，神経発達症を勉強して医療，福祉，教育などの世界で支援者や研究者を目指す人たちを対象としたものである。類書に比べると症例の提示は多くない。教科書的な知識というよりは，この領域で仕事をする際に求められる考え方について述べているため，理屈っぽいと感じる読者もいるかもしれない。また，2000 年代前半から約 20 年の間にいろいろな雑誌等に掲載された原稿を集めたものであるため，文脈の中で必要に応じて他の原稿と同じ内容について書かれた箇所がある。章全体の文意を損なわないために多少の重複箇所はそのまま残してあることをご了承いただきたい。逆に，本書は第 1 章から通読しなくても，興味のある章から適宜読み進めていただくことができる。途中の章からでもよいので，それぞれの読者が関心のある章を読んでいただき，神経発達症を軸とした発達精神医学の考え方に触れていただければと願う次第である。

　2025 年 2 月

本田秀夫

初版のまえがき

　子どもの心理を研究する学問領域は，かつて「児童心理学（child psychology）」と呼ばれることが多かった。しかし，ライフステージ特有の心理について横断的に研究するだけでなくそれらを越えた「発達」という縦断的な視点から心理現象のメカニズムを研究することへの関心が高まり，現在では「発達心理学（developmental psychology）」の用語にほぼ取って代わられている。「生涯発達心理学」の用語も登場し，老年期までも研究対象に含みこんだ発達心理学は，「発達」という太い軸に拠って心理現象を捉えようとする，心理学のなかでも大きな比重を占める学問領域になっている（藤永，1992）。

　では，精神医学ではどうであろうか。ジョンズ・ホプキンス大学に米国ではじめて「児童精神医学（child psychiatry）」部門が設置され，カナー（Kanner L）がそこの教授に就任したのが 1930 年であった。以来，児童精神医学は児童期における精神病理を研究する精神医学の一領域として発展を遂げてきた。現在では，青年期も併せて「児童青年精神医学（child and adolescent psychiatry）」の名称が学会や大学・研究所の部門に用いられることが多い。対象が青年期にまで拡大したとはいえ，年齢帯で領域を区切るという方式に変わりはない。

　児童精神医学の発展は，「子どもには子ども特有の精神現象とその病理がある」ということへの注目を促したという意義があった。しかし近年では，新しい研究戦略を内包した学問領域へのニーズが急増している。すなわち，「発達」の視点に立った縦断的臨床研究を主たるテーマとする精神医学の領域である。その大きな推進力となったのが，発達障害への関心の高まりである。DSM-IV-TR（2000）に記載されている注意欠如／多動性障害（ADHD），学習障害，精神遅滞の有病率を重複の可能性を無視して加算すると，6 〜 18%にも上る。かつては稀と考えられていた自閉症の発生率はわれわれの調査では 0.3 〜 0.5%，自

閉スペクトラムのそれは少なくとも1％以上である（Honda et al, 2005a, 2005b）。このように，発達障害は数の上でも精神障害の中できわめて大きな割合を占めるのである。発達障害は，発達途上の児童期にのみみられるものではない。むしろそれらよりもはるかに長い成人期以降もその症候は持続する。アスペルガー症候群やADHDでは，はじめて精神科医療の対象となるのが成人期以降であることが決して珍しくない。一方，統合失調症の神経発達障害仮説（Weinberger, 1987）など，成人期発症の精神障害の中にも「発達」に説明因子を求める動きがみられている。このように児童期からの流れと成人期からの流れが交錯し，新しい視点による学問領域構築の要請が迫っている。もはや年齢帯で区切っている場合ではない。心理学の発展に倣い，「発達精神医学（developmental psychiatry）」という領域の開拓が切望される。

　本書は，これまで約四半世紀にわたって発達障害を臨床の主たる対象としてきた筆者の経験の中から生み出された，発達精神医学の基礎と実践の書である。「基礎」といっても，教科書的な知識の羅列を避け，筆者が普段の臨床活動の中で考えてきたことのエッセンスを盛り込むよう留意した。筆者は，日々の臨床の中にテーマを見出し，研究を進めていくことが臨床研究であると考えており，臨床実践とは研究そのものである。この観点から筆者が発達障害を対象として行ってきた臨床研究についても，紹介させていただいた。本書で紹介した臨床研究の大半は，ICD-10（1993）およびDSM-Ⅳ（1994）／DSM-Ⅳ-TR（2000）に準拠して行われたものである。2013年に出版されたDSM-5では，診断分類や定義においていくつかの重要な改訂がなされ，本書の臨床研究の中で指摘した問題の一部は改善が図られた。しかし本書では，DSM-5で改善が図られたものでも，重要と思われる臨床研究については残してある。ICDやDSMも所詮は人工の産物である。DSM-5も，次の改訂までに常に批判的検討の対象としなければならない。その際，日常の臨床実践から課題を抽出し，科学的な手法でエビデンスを示すことが必要となる。本書で紹介した臨床研究にはそのような視点と方法論が含まれており，読者が今後の臨床研究を進めていく上で，多少なりとも参考にしていただけるものがあるのではないかと思う次第である。

目　　次

新訂版への序　3

初版のまえがき　5

第Ⅰ部　発達精神医学の基礎

第1章　「児童精神医学」から「発達精神医学」へ　11

第2章　子どもの行動観察のポイント　17

第3章　自閉スペクトラム症の視点からみた精神疾患・
　　　　精神障害の概念の再検討
　　　　　──「パラレルワールド」の精神医学の必要性──　27

第4章　思春期の知的発達症・境界知能にみられる精神医学的問題　35

第5章　自閉スペクトラムと統合失調症　43

第6章　パーソナリティ形成とその異常に対する神経発達症の影響　51

第7章　自閉スペクトラム症の行動特性から脳までの距離　59

第Ⅱ部　神経発達症の臨床と研究

第8章　自閉症におけるスペクトラム
　　　　　──診断概念の変遷と分類の課題──　69

第9章　自閉スペクトラム症のコミュニティケアと臨床研究　77

第10章　早期の症候と経過から注意欠如多動症（ADHD）の
　　　　　臨床的意義を考える　89

第11章　アスペルガー症候群の影と光　97

第12章　自閉スペクトラムが精神病理学および治療学に及ぼす影響　105

第13章　併存障害を防ぎ得た自閉スペクトラム成人例の臨床的特徴　113

第14章　大人になった神経発達症　123

第15章　成人期における ASD の臨床　133

第16章　自閉スペクトラム症の青年期
　　　　　──大学における支援を中心に──　139

第Ⅲ部　治療・支援

第 17 章　発達精神医学における心理社会的治療の基本
　　　　　──「何とか療法」以前にやるべきこと──　153

第 18 章　神経発達症の乳幼児期における親支援
　　　　　──気づきから診断の告知まで──　161

第 19 章　「つなぎ」の視点からみた神経発達症の支援　169

第 20 章　神経発達症と学校教育
　　　　　──精神科医は何ができるか？──　177

第 21 章　知的障害のための環境づくり
　　　　　──「ユニバーサルデザイン」から「コンプリヘンシブ・デザイン」へ──　187

第 22 章　自閉スペクトラムのコミュニティケア考　195

第 23 章　職場における大人の ADHD の人との付き合い方
　　　　　──周囲の理解と本人の能力活用のために──　201

第 24 章　成人例に対する神経発達症の説明
　　　　　──主観と客観を総合した多軸的・階層的な視点から──　211

第 25 章　神経発達症児支援をめぐる課題と改革の方向性　221

文　　献　229
あとがき　241
索　　引　245

第Ⅰ部

発達精神医学の基礎

第 1 章

「児童精神医学」から「発達精神医学」へ

はじめに

この章では，精神障害の臨床と研究における発達精神医学的アプローチについて述べる。成人期以降の精神障害の臨床では，その障害の成り立ちに発達障害がどのような役割を果たしているのかを考慮する必要がある。言い換えると，「元々どんな人だったのか」を考えるにあたり「生活史」「パーソナリティ」に加えて「発達」の視点を盛り込むことである。また，児童期から受診する発達障害の症例に対して，その転帰を前方視的に観察することも重要である。児童期に直接観察して「元々こんな人だった」場合，予後はどの程度予測可能であるのか，治療はどの程度有効であるのかを検証しようとする視点をもつ必要がある。

I 「生活史」「パーソナリティ」そして「発達」

精神障害の定義は，通常は「症候」と「経過」からなされる。「症候」は目の前に観察可能なものとして存在するのに対し，「経過」の場合そうではない。どのような経過の後に現在の症候に至ったのか，また現在の状態はこの後どのような経過をたどるのか，これらはいずれも，いまこの瞬間だけでは精神科医が直接確かめることが不可能である。そこで「経過」の把握は，「病歴」のデータ収集と「予後」の推定によってなされる。クレペリン（Kraepelin E）によれば，診断の価値とは「どのくらい先まで確かな見通しを将来に向かって開けるか，ということによって測られる」。つまり，診断は予後にかんする判

断を含めることによってはじめて価値をもつものであるとクレペリンは考えた。診断とは現在の症候の観察と病歴データの収集によって予後を判断することである，と言い換えることができよう。この枠組みは，今日に至るまで精神医学における診断の考え方の根幹を成している。

　この考え方を現場の臨床で適用する際に，「経過」を症候の推移に限定して捉えるだけでは不十分である。症候はたしかに表面に出て観測しやすいが，背後にどのようなメカニズムがあってその症候が現れたのかを把握することが必要である。メカニズムには明らかに脳の生物学的異変が想定される場合もあれば，主として心理的要因によるものもある。いずれも，生活史を丹念に調べることによって症候発現の契機となる事象を見出すことが肝要である。また，さまざまなライフイベントにたいしてその症例がどのような行動パターンをとってきたかを知ることは，パーソナリティの評価においても重要である。

　ここまでは精神医学で日常的に行われる作業であるが，発達障害の検討にはさらに「発達」の視点を加えて考察することになる。発達障害にはさまざまな精神障害が合併することが知られている（Frith, 1991；Weiss et al, 1999）。その結果，現在言うところの「神経発達症」という概念の存在は，パーソナリティ形成にも寄与する可能性がある。臨床像は多彩で，一見しただけでは神経発達症とは考えにくいような症例も珍しくないため，年齢帯を問わずすべての症例に対して神経発達症の関与の有無をスクリーニングすることが望ましい。

II　発達にかんする情報の把握

　成人期に達してから精神科を訪れる神経発達症の人たちは，必ずしも「自分が神経発達症ではないか」と考えて受診するわけではない。初診時の主訴は，多岐にわたっている。そこで，診断面接においてはどのような主訴であっても神経発達症の可能性を念頭においておくことは重要である。診断面接では，自閉スペクトラムを想定して対人行動，言語／非言語的コミュニケーション，および興味の限局や行動のパターン化，ADHD を想定して多動や衝動性の目立った時期の有無，限局性学習症や知的発達症を想定して学校の成績などの情報を集めることをルーチンに行う。

　発達にかんする情報の取得は，専ら後方視的手段をとらざるを得ない。成人の診察で発達にかんする情報を得るためには，生育歴にかんする問診を構造化

しておくとよい。問診票を用いるのもひとつの手である。問診票は，主観的な回答を求める質問は避け，時系列に沿って事実関係や固有名詞や数値データなどで答えるような質問とする。たとえば，通っていた学校名，通っていた時期などを，生活史の時系列に沿って質問する。また，幼稚園や学校の連絡ノート，通知表，制作物，作文，テスト，ホームビデオなど，文書や画像，映像の形でデータ化されたものを持参してもらうとよい。それらを参照しながら生活史にかんするインタビューを進めていくと，発達にかんする意外な特徴が明らかになることがある。自験例であるが，「対人恐怖」を主訴に挙げて外来を受診したある24歳の男性は，訥々とした語り口で，余計な話を一切しないため会話が続かない。高卒後就職できずに家業の商店の店番を手伝っているとのことであった。生活歴の聴取で「小学1年生のときの担任の先生は何という人でしたか？」と尋ねたところ，「名前は覚えていないんですが，昭和○年○月○日生まれの女の人でした」と答えた。高校3年生までのすべての担任について，名前は覚えていないのに生年月日と性別だけは記憶していた。他に誰の生年月日を知っているか尋ねると，歴代の日本の首相の生年月日はすべて覚えているとのことであった。これを契機に神経発達症の検索を進め，自閉スペクトラム症と診断した。このように，生活歴にかんする問診の際に，細かい枝葉の情報を意識的に丁寧に聞くことによって，神経発達症の可能性の有無が判明する場合がある。

　児童期の診察においては，出生前の情報から周生期，乳児期，幼児期にかけての情報を詳細に収集するのが臨床の基本ではあるが，なるべく保護者の回顧的記憶に頼り過ぎずに第三者，できれば子どもの保健・医療にかかわる専門家による観察情報を確保するように心がける。母子手帳や乳幼児健康診査（以下，「健診」）の情報は，そのような専門家による情報として大変貴重である。筆者は初診のときに保護者に母子手帳を持参してもらうのみならず，受診の申込みの時点で保護者の同意が得られれば，担当保健師に連絡をとり，健診のデータを初診の際に送付してもらい，診断のための資料としている。

Ⅲ　神経発達症の診断概念における課題

　DSM-Ⅲ（1980）における「発達障害（developmental disorders）」概念の導入は，児童精神医学への「発達」の視点の導入を加速させた。たんに児童期に

生じる精神病とみるのではなく,「発達」という動的メカニズムのなかに質的な異常の存在を想定するという見方である。神経発達症では児童期までになんらかの症候が出現するが,それは症候が児童期にしか存在しないということではない。むしろ,症候は児童期から出現し,さまざまにその形を変えながら生涯にわたって持続する。神経発達症の研究には,児童期までに出現する症候の生涯にわたる経過を知るというテーマがある。

神経発達症は児童期にはじめて診断されることが多いとはいえ,症候の顕在化の後にしか受診しないという点においては成人期に受診する場合と同じである。したがって医師にとって症候の顕在化する前の状態がブラックボックスであることに変わりはない。神経発達症にかんする国際診断基準の定義では,この問題にたいして次のような対処を行った。たとえば DSM-IV-TR (2000) における自閉性障害の診断基準では,「対人交流,コミュニケーションに用いられる言語,象徴的あるいは想像的遊びの機能のいずれか少なくとも一つにおける遅れまたは異常が3歳以前からみられる」という記載があった。この表現を裏側からみると,「自閉性障害と診断される症例が医師の診察をはじめて受けるのは3歳以降であるのが通常であり,その時までに遅れまたは異常はすでに出現している」という含意があった。3歳前の情報は後方視的情報であり,情報源は主として保護者の記憶である。3歳を過ぎて受診し,その時点で遅れまたは異常が明らかとなっていれば,3歳前から遅れがあったと推測するのが自然であろう。保護者の記憶が矛盾することも少ない。

しかし,正常に発達した時期があったと保護者が報告する症例も一部存在する。「折れ線型経過」などと呼ばれる現象の場合,一定期間の順調な発達の後,ある時期を境にいったん獲得した有意味語などのスキルが退行あるいは消失する(川崎他,1985;若林,1974)。この現象について,保護者の記憶以外のデータを用いた研究はまだ十分には行われていない。筆者らが自閉症を含む広汎性発達障害の発生率調査(Honda et al, 2005b)を行った際に調べたところ,1歳半健診の際に発語が出現していたことを保健師が確認した記録があるにもかかわらず,その後にいったん発語が消失した状態を初診時に確認できた症例は,確かに存在していた。

発達に遅れがない時期があったとされる神経発達症として,DSM-IV-TR 他に小児期崩壊性障害とアスペルガー障害とがあった。前者は,正常発達の後に2～5歳までの間に有意味語消失を中心とする退行を示す一群とされ,「広汎

性発達障害」の下位分類に位置づけられていた。2歳まで正常発達を遂げていたとの根拠は保護者の記憶であり，それ以外の情報源をもとに確認された報告はほとんどない。筆者は，横浜市港北区（年間出生数は約3,000人）を担当エリアとした悉皆的な発達障害の地域ケア・システムのなかで19年間臨床に従事していたが，2歳までの遅れがなかったことを健診で保護者以外が確認し，その後に退行したと思われる症例を経験したことはない。小児期崩壊性障害は，健診記録など保護者の記憶以外の情報源を用いた研究によって，その実体の有無を改めて検討する必要があると思われる。

アスペルガー症候群の定義にかんしても，混乱がみられた。アスペルガー症候群は自閉スペクトラムのなかでも言語発達の遅れがみられない一群としてウィング（Wing L）が提唱した概念である。ICD-10およびDSM-Ⅳでは，3歳前に言語発達の遅れがなかったことが診断基準に含まれていた。この条件は，元々のウィングの定義には含まれていない。筆者らは，ウィングの定義によるアスペルガー症候群に該当する子どもたちを対象として，健診データなどの直接観察所見をもとに3歳以前の発達，幼児期の診断，学齢期の診断の間の関係について調べたところ，これらはいずれも一対一の対応をなしてはおらず，線形性がみとめられなかった。つまり，ここには「症候」と「経過」によるカテゴリカルな規定と分類が保証されないという問題があった（第10章）。

以上のように，神経発達症の診断と分類にかんしては，従来の一般精神医学で用いられてきた枠組みでは不具合を生じる場合のあることがわかってきた。発達障害の早期発見と早期介入の技術の進歩により，以前ならば保護者の記憶に頼らざるを得なかった時期の情報についても専門家による直接観察データが蓄積していくことが期待される。それらのデータを用いた実証的研究によって発達精神医学的視点から診断と分類の新しい枠組みを策定することが，今後の重大なテーマである。

おわりに

「発達」の視点は，今やすべての精神科医にとって必須のものである。神経発達症を児童期からと成人期からの両方向からみていくことによって，「発達精神医学」という新たな地平がみえてくる。発達精神医学は，児童精神医学に由来し，一般精神医学のなかに「発達」という重要な軸を導入する，いわば架

け橋といえる。わが国でも「発達精神医学」の名を冠する大学や研究所が散見されるようになったものの，まだごく少数にすぎない。今後，このような動きがさらに加速し，精神医学全体が「発達」の視点から改めて再編成されることを期待したい。

第2章

子どもの行動観察のポイント

はじめに

　子どもに苦手意識をもつ精神科医は少なくない。その要因の一つが，子どもの精神医学的所見のとり方に対する敷居の高さであろう。成人を対象とする精神科医療では，診察および治療における最も重要な道具は言葉である。精神科医はクライエントの精神状態を見きわめるために言葉による問診を行うし，クライエントの発言内容から精神医学的所見をとるのが通常である。ところが，子どもの場合そうはいかないことが多い。彼らは，大人の言葉を十分に理解はできない。言葉であれこれ詮索されても傾聴しない。さらに，自分の精神状態を言葉で表現することがまだ難しい。そこで，子どもの精神医学的所見を得る際には，言葉以外の行動を観察することの比重が大きくなる。多くの精神科医にとって，それは武器を持たずに戦うようなものである。

　しかし，児童期・思春期の子どもたちの精神科医療ニーズが飛躍的に増加している現在，すべての精神科医が多かれ少なかれ子どもの診療をする可能性がある。児童の専門家になるとまではいかなくとも，ひととおりの診療はできるようになっておく必要はある。本稿では，これから児童期・思春期の専門家を志す若手医師だけでなく，子どもに苦手意識のある精神科医にも役立てていただけるような診療のポイントを述べていきたい。なお，本稿では主として小学生低学年以下の子どもの行動観察を想定して筆を進めることにする。

I 子ども好きな医師の陥穽

　子どもに関わる領域を専門にしたいと志す医師のなかには，もともと子ども好きであるという人が多い。実際，子どもと遊んだり子どもの相談相手になって話をしたりすることが上手な人も多い。職業適性という意味では申し分ないが，このような人がしばしば陥ってしまう陥穽があるので，留意しておく必要がある。それは，一言でいえば「（自分の腕の過信にもとづく）視野狭窄」である。

【症例1】（架空症例）

　5歳のAくんは，好きな電車の話をしているときは相手の質問をよく聞いて積極的に答えるが，興味のない質問はあまり聞いていない。幼稚園では子どもたちがたくさん遊んでいるのをみると嬉しくてはしゃぎ過ぎてしまい，度が過ぎると悪気なく他の子の頭を叩いてしまうことがある。何でも一番でないと気がすまず，順番を守れない。最近では，他の子どもたちがAくんと遊ぶのを嫌がり始めている。そんなAくんの幼稚園の様子を心配した親がAくんを連れて精神科クリニックを受診したところ，Aくんは医師の質問にハキハキと答え，好きな電車の話を雄弁に語った。医師は「私とこれだけしっかり会話ができるんだから，Aくんは何の問題もありませんよ。親御さんも心配し過ぎです」と伝え，診察は初診のみで終結した。

　これは，後に学齢期に深刻ないじめにあい，不登校となった自閉スペクトラムの子どもたちが幼児期にしばしば経験するエピソードである。精神科を訪れる子どもたちまたはその家族は，社会生活の中で何らかの適応不全を感じている。そのような子どもと面接をしたところ，自分には笑顔をみせた，話せてホッとした様子であった，などの体験をするのは医者冥利に尽きるものである。「自分の力でこの子を何とかできるのではないか」「自分のように子どもと接する力を家族や幼稚園の先生が身につければ問題ないのに……」などと考えたくなってしまう。しかし，現実はそう甘くはない。子どもの生活の中では，精神科医との面接などほんの僅かの部分に過ぎない。子どもの生活の中で圧倒的に多くを占めるのは家族や友だちと過ごす時間であり，学校，幼稚園，保育園で

過ごす時間である。臨床家である自分とクライエントである子どもとの一対一の関係性のなかでのみ事態を評価して，自分の視界の外にある生活全体への目配りをし損ねてしまうことを，われわれは厳に戒める必要がある。

Ⅱ　適切に行動観察をするための準備

　子どもとうまく遊ぶことができないと，あるいは子どもが自分になついてくれないと，児童精神科の診療にならないのかというと，そんなことはまったくない。医師に求められるのは必ずしも子どもと上手に遊ぶことではなく，あくまで行動を観察し，そこから的確な精神医学的判断をすることである。適切に行動観察をするために準備しておきたいことを，以下にいくつか述べる。これらのポイントに気をつけることによって，子どもが苦手だと思っている医師でも十分に行動観察ができる。

1. 自分を知る

　自分が面接したときに子どもがどのような反応を示すことが多いかを知っておくことは重要である。平均的な子どもの自分に対する反応を基準にして，目の前の子どもがその基準からどの程度ずれているのかを観察するようにすればよい。子どもと接する機会がなかなかない場合でも，診療に同伴した家族の中に子どもがいるときなどに，その子どもに話しかけてみるなどして，日頃から自分に対する子どもの反応を確かめておくようにする。

2. 他者が子どもに関わる様子を観察する

　子どもに自分が直接関わらないで，スタッフなど誰かに子どもと関わってもらい，自分は観察に徹するというやり方を併用する。子どもの行動は場面や相手によって多様に変化するので，複数の場面や相手における行動観察データがあることが望ましい。その意味でも，自分以外の人が子どもと関わる様子を観察する場面を意識的に設定することは重要である。

3. 間接情報を活用する

　日常の生活場面の様子は，診断や評価においてきわめて重要である。しかし，日常生活場面を医師が直接観察する機会は稀である。そこで，日常生活の様子

を観察できる立場の人から情報を得て，それを参考にする。口頭による情報を聞き取るやり方でもよいが，学校や幼稚園・保育園の担任などは同伴が難しい場合が多いので，書面の形で情報提供を依頼してもよい。通知表や連絡帳などに書かれている担任のコメントなども参考になる。ホームビデオの映像によって日常生活場面での行動を見せてもらってもよい。間接情報をある程度構造化した形で入手する手段として，チェックリスト形式の質問紙を家族や担任に渡して記入してもらうという方法もある。ただし，間接情報の提供者は必ずしも行動観察の専門家ではないので，ある程度は主観が入ることを念頭に置いておく必要がある。

Ⅲ　着目すべき事項

子どもの行動観察において着目すべき事項を以下に述べる。これらを漏らさずに観察するために，記録用紙にあらかじめ項目を列挙しておいて，観察しながら記入していくとよい。専門用語は最小限に抑え，観察した行動を一般用語で記述するようにする。

1. 身体の健康状態

染色体異常などによる先天性奇形の有無，虐待等の不適切な養育による低栄養や外傷の有無を確認する。まず全身をざっと眺めて，顔色，体格，髪や服装の清潔さを把握する。ここまでは最初に行っておいて，顔色が不良である場合，顔や四肢などに外傷がある場合，あるいは異常に痩せている場合には，診察開始からしばらく経ってから衣類に隠れている体表部に外傷がないかどうかを確認する。

2. 遊び

小学生以下の子どもの行動観察では，遊びの場面の観察が不可欠である。一人遊び，同年代の子どもと二人での遊び，より大人数での遊び，大人との遊びなどを観察すれば，運動能力，物の操作，対人関係やコミュニケーション，認知発達などの評価もある程度できてしまう。それら以外に観察しておきたいのは，興味の対象である。どのような玩具に興味があるか，好きな玩具で遊び始めたときにどの程度その遊びに没頭するか，遊びから他の活動に誘われたとき

の切り替えはどの程度スムーズか，そして，玩具で遊ぶことと対人交流をもつこととの注意の配分はどうか，などを観察する。一般の精神科クリニックの多くは子どもを遊ばせる空間や道具を診察室内に用意はしていない。できれば待合室の一角にそのような場所と玩具などを用意しておき，順番を待っている間に遊んでいる様子をスタッフに観察しておいてもらうとよい。

3. 対人関係

　初対面では，見知らぬ大人に対する反応を観察する。視線がどの程度合うかは重要であるが，よく合うからといって短絡的に異常なしと結論づけてはならない。初対面では視線は合いにくく，慣れてくるに従って徐々に合いやすくなるのが通常である。また，視線がどの程度合い続けるのかも重要な情報である。視線を適度に合ったり逸らしたりしながら会話をするのが通常である。合った時の感情の動きにも注目しておく。

　母親など普段最も身近にいる大人に対する反応も観察し，見知らぬ大人に対する反応との対比を把握しておく。慣れない場面で不安を感じた時に親の様子を確認する「社会的参照」（Feinman, 1992）や，親との愛着関係（Bowlby, 1969）を評価する。親が傍らに付き添っている場合，医師が子どもに難しい質問をした際に子どもが親の方に視線を向けるかどうか，医師の話しかけに対する反応と，母親からの話しかけへの反応とでどのような態度の違いがあるか，などを観察する。

　自閉スペクトラムの子どもでは，口頭の質問に対して無視をしたり答えをはぐらかすような態度をとる場合がある。しかし，具体的な質問項目が書かれた質問紙をあらかじめ用意しておき，筆記用具とともに手渡すと，口頭面接の態度とは裏腹に実に意欲的に記入することが多い。このような音声言語のみの場合と書面による視覚情報を介した場合との対人関係の変化も重要な所見となる。

　対人関係の観察では，継次的変化や場面による変化も重要である。同じ相手との反応が時間とともにどのように変化するのかを，1回の診察の中でも見ておく必要があるし，回数を重ねる中でも見ておく必要がある。また，同じ相手でも場所が異なると態度が変わることがある。一対一の場面と集団場面とで対人行動が大きく異なる場合もある。これらは，直接観察のみでなく間接情報を併用する必要がある。

4. コミュニケーション

言語的コミュニケーションについては，年齢相応の語彙があるかどうか，どの程度の難易度の言葉かけに対してであれば的確な応答ができるのかを確認する。発音が正確であるかどうか，プロソディ（韻律；言葉の抑揚やリズムなど）は自然であるかどうかなども確認する。また，会話がかみ合うかどうか，年齢に比して難しい熟語などを使っているかどうかなど，発言の内容についても気づくことがあれば記録しておく。

非言語的コミュニケーションの観察も重要である。乳幼児期では，言語の出現よりも前から身振り，表情，視線などを用いた活発な非言語的コミュニケーションがみられる。自分の方から誰かに発信する際にどのようなコミュニケーション行動をとるのか，他の人の発するサインに気づき，注目するか，発信と受信がバランスよく配分されているか，などを観察する。

コミュニケーションには，人に何かを要求する，何かを示して共感を求める，質問する，要求に対して受諾する，あるいは拒否する，共感する，質問に答える，などの機能がある。これらの機能のうちのどれかにコミュニケーション行動が偏りすぎていないか，あるいはいずれかのコミュニケーション行動をとらないということはないか，などを確認する。

5. 認知発達

子どもの認知機能が年齢に応じて発達しているかどうかを確認することは，子どもの行動観察においてきわめて重要である。しかし，一般の精神科医がそのような研修を受ける機会は少ない。「遠城寺式・乳幼児分析的発達検査法」などの親への質問紙法による発達検査は手軽で便利だが，親の主観による偏りの影響を受ける。一般の精神科医が子どもの診察をする場合には，臨床心理士に依頼するなどして知能検査を施行するのが無難であろう。児童精神科の専門医を目指す人は，発達心理学の勉強をして，このようなツールなしでも子どもの認知発達レベルを大体判断できるようになっておきたい。

6. 学習能力

学童では，認知発達の水準と学力との間に乖離がないかどうかを確認する。学力不振が主訴の場合，診察の場に通知表や学校のテストなどを持参してもらうとよい。

7. 注意，衝動のコントロール

　人と会話するときに身体をじっとさせていられるか，すぐに気が散らないか，何かを始めた時，ある程度の時間は続けられるか，などが注目点である。ただし，学校など同世代の子どもがたくさんいる集団場面では不注意や多動が目立つのに，個別の診察場面では比較的落ち着いているという子どももいるので，診察場面で直接観察した情報だけでは十分とはいえない。ADHD-RS（DuPaul, 1998）のような評価尺度を用いて学校や家庭での様子に関する間接情報も併用することが望ましい。

8. 感情

　発達水準と状況に応じた自然な感情表出があるかどうか，他者の感情表出にどの程度注目し，共感するかを観察する。

IV　行動観察の手順

　以下に，診察室で子どもの行動観察をする場合の大まかな手順を述べる。観察したいことの目的に応じて，適宜順序を入れ替えたり省略して構わない。

1. 待合室

　行動観察は，待合室で名前を呼ばれるのを待っている様子を観察するところから始めなければならない。これは，何も子どもに限ったことではない。医師が自ら待合室に出向いて観察するのはもちろんよいことだが，医師の出現によって子どもの態度に変化が起きる可能性もあるため，待合室を把握している受付などのスタッフにそれとなく様子を観察しておいてもらってもよい。診療対象の本人だけでなく，一緒にいる家族の様子，そして家族と本人との関係についても観察しておく。また，どのような玩具や本に興味を示すのかなども観察する。

2. 診察室

　名前を呼ばれて子どもと家族がどのような様子で入室してくるのかを観察する。そのわずか数秒から数十秒の中で，多くの興味深い所見を得ることができる。たとえば，家族の誰が先で誰が後から入室してくるかは家族力動の推測に

役立つし，入室の直前直後の本人や家族の表情や態度の変化から診察に対する感情の動きを推し量ることができる。入室直後，子どもが自発的に挨拶をするかしないか，する場合にはどのような態度や言葉遣いか，挨拶しない場合に親は子どもに挨拶を促すかどうか。これも数秒のことであるが，子どもの認知発達，対人行動やコミュニケーション能力の特徴，親のパーソナリティや子どもの状況に対する認識，そして親子の力動が反映される貴重な情報である。

　子ども本人と親のどちらから順番に面接を行うか，あるいは両者同席で行うかもその場で判断する必要がある。成書をみると，案外いろいろな考え方がある。筆者の場合，事前にインテーク面接や問診票などで親の主訴を把握しておき，その内容に応じて決めている。就学前の幼児であれば，標準的には，まず来所した本人と家族の全員に入室してもらった状態で本人の行動観察または面接を行い，次いで本人とスタッフが遊んでいるそばで家族と面接する。小学生の場合，本人との面接が終わったら本人には別室でスタッフと過ごしてもらい，その間に家族との面接を行う。インテーク面接などの情報で必要と思われる場合には，はじめから本人と家族を順番に呼び，別々に面接する。

　多くの場合，入室直後よりもかなり時間の経った後半の方が緊張が取れるので，本人を先に面接して，後半になるべくリラックスして過ごしている様子が観察できるよう配慮している。

3. 帰り際

　診察が終わった瞬間や，退室した後の本人と家族の様子もスタッフに観察してもらうとよい。緊張がどの程度解けるのか，親が窓口で手続きなどをしている間，子どもは何をしているのか，その様子は診察に入る前と何か違うところはあるか，などを気に留めておく。

おわりに

　子どものこころの臨床では，個体，家族力動，社会生活という三つの視点を常に持っておくことが重要である。行動観察というと個体の視点に偏りがちであるが，家族力動や社会生活に関しても貴重な情報が行動観察から得られる。

　もちろん，そうはいっても行動観察のみですべての判断をするのは性急過ぎる。行動観察は，あくまで診療の一部に過ぎない。行動観察で得られた所見を，

生育歴や既柱歴，家族に関する情報，所属する社会集団や利用できる社会資源に関する情報などと統合して，総合的な診断の見立てを行い，治療方針を立てていくことが重要である。

第3章

自閉スペクトラム症の視点からみた
精神疾患・精神障害の概念の再検討
—— 「パラレルワールド」の精神医学の必要性 ——

はじめに

　DSM-5 (2013) では，「神経発達症群」というグループの中に知的発達症，注意欠如多動症（以下，「ADHD」），限局性学習症（以下，「SLD」），運動症群，そして自閉スペクトラム症（以下，「ASD」）を主要な分類として含めた。これらに共通するのは，発達早期から特徴的な行動が見られ，それが成長とともに多少の変動はあるにせよ，多くの場合は成人後も持続して，そのことによって生活に何らかの支障をきたすという概念であり，その背景として生来性の脳神経系の機能異常が想定されることである。

　神経発達症の人たちの認知，注意，情緒，感覚，興味の動きは，神経発達症の特性がほとんど見られない人たちには理解や共感が難しいことがしばしばある。とくに ASD は，その社会的文脈の理解および対処行動，興味の対象とその程度の異常，一部に見られる感覚過敏あるいや鈍麻のつらさを一般の人たちが理解しにくいため，社会生活の多くの場面で適応困難となる。

　伝統的精神医学において精神疾患・精神障害の分類と治療の体系化が活発に議論された 20 世紀前半に，神経発達症の概念はそれほど重きを置いて検討されていなかった。DSM-Ⅲ (1980) 以降，疾患単位と理念型による類型との区別を棚上げにし，定義と分類も主として行動所見をもとにした症状と経過による操作的診断が広く行われるようになった。ASD，ADHD，SLD などの神経発達症の概念と分類は，ちょうど DSM-Ⅲ (1980) 以降に研究が活発となったため，伝統的精神医学から比較的距離を置いた形で診断学・症候学的研究が進

められ，その成果が DSM および ICD に直接反映されてきた経緯がある。

　本稿では，伝統的精神医学における精神疾患・精神障害の分類の考え方について要点を確認し，ASD がこれとどのような関係にあるのか，考えてみる。ASD は，今後の精神疾患・精神障害の概念と分類のあり方を考えていく上で，他の診断概念にはない重要な役割を担う可能性があると筆者は考えている（本田，2012）。今後の DSM や ICD の改訂の基盤となる概念と分類の考え方の方向性を示すうえでも，伝統的精神医学と ASD を中心とする神経発達症との関係について整理することには意義があると思われる。

I　伝統的精神医学における精神疾患の概念と分類

　伝統的精神医学では，症状と経過によって精神障害の定義と分類を試みてきた。ヤスパース（Jaspers, 1913）は，精神生活の関連を了解的関連と因果的関連とに分類し，了解による関連を心因性，因果的関連によって関連が説明されるものを外因性と内因性に分類した。このうち内因性では，精神現象の原因としてパーソナリティ，知能，精神的体質などの内部の素質（Anlage）が想定され，このうち疾患を生じる素質は素因（Veranlagung）と呼ばれた（針間，2019）。

　シュナイダー（Schneider, 2007）は，精神障害を「心のあり方の異常変種」（非疾患群）と「疾患の結果である精神病」（疾患群）に分けた。前者には，異常知能素質，異常パーソナリティ，異常体験反応が含まれ，これらは厳密な意味での疾患ではなく，正常との間には程度の違いしかないとした。後者は医学的な意味での疾患が想定され，この群をシュナイダーは「精神病」（Psychose）と呼んだ。

　古茶と針間（2010）によれば，伝統的精神医学における精神障害の分類には階層性がある。第 1 群は「心の性質の偏り」であり，疾患ではない。心因性の異常体験反応と内因性の素質に基づく異常が想定されており，現在の DSM-5（2013）の用語を用いると神経発達症群，不安症群，心的外傷およびストレス因関連障害群，性別違和，パーソナリティ症群などがここに含められる。第 2 群は「内因性精神病」で，統合失調症と躁うつ病を代表とする。器質的異常の実体が十分に解明されてはいないため，この群は理念型による類型概念である。第 3 群は身体的基盤が明らかな（疾患単位としての）精神病である。器質性・

症状性・中毒性精神病がここに含められる。出生前後の障害が明らかな知的発達症もここに含めるとされた。この階層性においては，第1群よりは第2群，第2群よりは第3群の方がより診断に決定的と考えられた（階層原則または層の規則）。

II　ASDの概念の歴史的変遷

「自閉（Autismus）」は，内因性精神病の代表である統合失調症の基本症状の一つとしてブロイラー（Bleuler, E., 1911）が考案した述語である。カナー（Kanner, 1943, 1944）が自ら報告したこどもたちの呼称に「自閉症」（autism）を用いたとき，彼は児童期に発症した統合失調症である可能性をも想定していた。しかし，彼は安易にこれを統合失調症に含めることには慎重な態度をとり続け，結局両者は異なるものであると結論づけた。

両者を分離した根拠は，発症の時期および経過の研究にある。まず，'childhood psychosis' と総括されていた子どもたちが発症時期でみると乳幼児期と5歳以降の二峰性に分布することが示された（Makita, 1966; Kolvin, 1971）。さらに，自閉症の長期追跡調査において，幻覚・妄想を生じた例がきわめて稀であることが報告された（Rutter & Lockyer, 1967; Rutter et al, 1967; Kanner, 1971; DeMyer, et al, 1973）。こうして，1970年代には，自閉症と統合失調症が別の症候群であるとの認識が一般的となった。国際的な診断システムにおいても，ICD-9（1977）では自閉症が統合失調症の下位から外れ，DSM-Ⅲ（1980）では「発達の障害」のひとつに位置づけられるようになった。その後，現行のDSM-5（2013）に至るまで，「自閉」の用語は統合失調症の症状には含められず，神経発達症群に属する診断名の中にのみ用いられている。

DSM-5（2013）におけるASDは，「対人交流およびコミュニケーションの質的異常」と「限局した興味と行動のパターン」を特徴とし，これらが乳幼児期から出現してさまざまな形で組み合わさって持続すると定義されている。カナー（1943, 1944）が早期乳幼児自閉症を提起したときよりも概念がはるかに広がり，一般の小児科医や精神科医の目に触れる機会が爆発的に増加した。わが国のレセプト情報・特定健診等情報データベースを用いてSasayamaらが行った調査では，2009年度から2014年度までのわが国の出生コホートの中で，5歳までに医療機関でASDと診断された子どもの累積発生率は2.75％であっ

た。就学後も新たに診断例が累積されており，2010年度生まれの子どもでは9歳時点で累積発生率が5％を超えていた（Sasayama et al, 2021）。これを単純にASDの絶対人数の増加と捉えるわけにはいかない。児童期にASDの特性があったにもかかわらず気づかれることなく成人期に達した人たちが，今や続々と医療機関や相談機関を訪れている。ASDでは，特性があっても生活の支障がそれほどないために診断されない人たちが存在することも知られており，このような人たちも含めた広義の「自閉スペクトラム（AS）」の人は，人口の5～10％程度はいると推測される。

III　ASDにおける了解的関連

　伝統的精神医学ではASDについての言及は少ないが，その分類法で言えば，ASDは内因性の素質であり，第1群の階層に分類されることになる。ASDの人たちが示す行動や反応は，一般の人から共感的理解が得られにくい（了解不能の素質）。脳神経系の異常が想定されるが，決定的な生物学的異常は特定されていない（内因性）。ASDの特性がほぼ皆無という人からきわめて特性が顕著な人まで，その発現のしかたにはさまざまな程度があるという点も，第1群の特徴に該当する。伝統的精神医学の立場に拘泥するのであれば，いったんはこれで収まりがつくように見える。しかし，ASDの臨床を主たる専門とする立場から見ると，この収め方には違和感が残る。

　ASDの人たちの対人交流およびコミュニケーションの質的異常の背景には，他者の認知に対する共感的理解の障害が想定されてきた。一方，近年では，ASDの人たちはASDではない他者に対しては共感をもちにくいものの，ASDの人たち同士ではある程度の共感的反応を示し，逆にASDでない人たちはASDの人たちに対する共感的反応が乏しいという知見も示されている（Komeda et al, 2015）。

　ここで改めてASDの了解的関連について考えてみると，一般の人たちから見て了解が困難なASDの人たちの言動は，ASDの人たち同士では了解可能であり，ASDの人たちから見ると一般の人たちは了解が困難ということになる。ASDの研究から明らかになってきたのは，了解的関連には多様性（diversity）があるということに他ならない。ASDの特性は，ある時期から発症するのではなく生来性であり，乳幼児期から一貫して同じ性質を持つ行動や反応がみら

れ，それが成長とともにあたかもフラクタル図形のように同形性をもって発達していく（本田，2012）。その特性には一貫性がみられるため，同じ一貫性のもとに成長する ASD の人たち同士では，互いの言動に共感しやすいと思われる。一般の人とは相容れないが，ASD の人たち同士なら十分に共感できる了解的関連が存在するのだ。

ASD の人たちでは，他の精神障害が併存する際にも独特な症状や経過を示すことがある。たとえば，ASD の人の一部には，仕事上の負担が増えてうつ状態となって会社を休んだ時，家でゆっくりせずに好きな趣味にふけるため，「サボっている」と誤解される人がいる。非 ASD 的な了解的関連では，うつで意欲が低下しているのに活動的なのは了解が難しいが，「ASD の人では何もせずじっとしていることが苦痛なことがある」という ASD 的了解的関連であれば十分に了解可能となる。サプライズのプレゼントをそれほど嬉しく思わないこと，部屋の家具の配置が知らない間に変えられていたことで激しく動揺すること，通常だとありえないような些細な場面のフラッシュバックが起こることなども，非 ASD の人たちには共感できないが，ASD の人たち同士であれば「あるあるネタ」として共感し合えることがある。ASD に関する知識に乏しかった伝統的精神医学では，単一の了解的関連しか想定されていなかったが，ASD 側の了解的関連が存在するということになれば，それに沿った精神疾患・精神障害のあり方もあり得る。

IV　多様なオペレーティングシステム上の症候論と治療論へ

伝統的精神医学では，人の精神構造とその発達には標準型があると想定されており，精神疾患および精神障害はそこからの逸脱に注目し，治療においては標準型への回帰を目標とすることが，当然と考えられていた。了解的関連で言えば，標準的な了解のパターンが想定され，それをもとに了解可能性が論じられていた。

しかし，ASD にはどうやら独自の精神構造と了解的関連がある。ASD の研究によって，了解的関連に多様性があることが示されたことは，治療においても重要な意味がある。すなわち，多様なそれぞれの了解的関連にそれぞれの回帰する目標が設定されるべきであって，けっして一つの標準型に当てはめよう

として了解的関連を論じるべきではないし，一つの標準型に回帰させることが目標ではないという認識が必要となったのである。ASD によって，了解的関連の土台となるいわばオペレーティングシステムの多様性が顕在化したと言えるのではないだろうか。

オペレーティングシステムが多様であるとの認識のもとでは，心因性，外因性，内因性を問わず精神疾患・精神障害を発症したときの症状がオペレーティングシステムごとに多様である可能性を検討する必要がある。伝統的精神医学において病前性格が注目されたのは，これに近い問題意識だったかもしれないが，オペレーティングシステムの多様化までは想定されていなかったと思われる。たとえば，伝統的精神医学で「テレンバッハのメランコリー親和型うつ病こそが内因性うつ病の中核群である」との考え方があるが，そこには病前性格と症状と経過に「典型」が想定されていた。それとは異なる病前性格・症状・経過を示す場合は「非典型」とみなされた。しかし，非 ASD とは異なるオペレーティングシステムを有する ASD の人が内因性うつ病を発症したときの症状や状態像は，メランコリー親和型とは異なるのかもしれない。同様に，ASD の人では，統合失調症や双極性障害の発症の仕方が非 ASD の人と異なるかもしれない。同じトラウマ体験や同じストレスを受けても ASD では出現する反応と経過に独特の特徴があるかもしれない。近年，国の内外を問わず ASD の小中学生では登校拒否行動がみられやすいことが指摘されているが，非 ASD の人たちに最適化された環境は，ASD の人たちに対してデフォルトでは時にストレッサーになっている可能性がある。つまり，精神構造のオペレーティングシステムと環境との相互作用に多様性があることを示唆している。パーソナリティよりさらに低年齢から観察可能な神経発達症の特性という視点が得られた現在，病前性格よりもっと根源的な「生来的な精神構造の多様性」に着目することは意義があると思われる。

治療においても，ASD の精神構造，ASD の了解的関連に即したカウンセリングのあり方が求められる。視覚的情報を活用した具体的で見通しの持ちやすい情報提示が有効であることは以前から示されているが，他の精神疾患・精神障害を併存した場合にどのようなカウンセリング技法が有効なのかは，まだ十分に示されていない。薬物治療においても，ASD 特有のオペレーティングシステムに特化して有効な薬物治療があるかもしれない。

V　新たな多軸診断
—— 「パラレルワールド」の精神医学へ

　伝統的精神医学では，生来的な精神構造の標準は単一であり，治療目標も単一の「健康な精神」への回帰が想定されていた。それに対して，多様な生来性の精神構造とその上に生じる多様な症状と経過を示す疾患像，多様な「心の健康」と多様な治療目標がある可能性がASDによって示されたことにより，いわば「パラレルワールド」の精神医学の必要性が問題提起されたといえる。症状（≒行動の異常）に比重を置いた横断的な状態評価だけをもとに診断・治療を行うのでは，ASDの特性がある場合は不十分である。その人がたどってきた発達経過と生活体験からASDの特性を評価することで，その人特有の診断・評価のスタートラインと治療のゴールが個別に設定できる。

　ビルンバウム（Birnbaum, 1923）の「構造分析」やクレッチマー（Kretchmer, 1919）の「多次元診断」をはじめとして，精神疾患・精神障害の分類を多軸的・階層的に捉えようとする試みは伝統的精神医学でも行われてきた（内村，2009）。DSM-Ⅲ（1980）からDSM-Ⅳ-TR（2000）までにかけてのDSMでは，多軸診断の考えを採用しており，たとえばDSM-Ⅳ-TRではパーソナリティ障害と精神遅滞をⅡ軸に配置していた。しかし，DSM-5（2013）ではⅡ軸はなくなり，神経発達症やパーソナリティ症の配置は他の精神障害と横並びになっている。DSMやICDでは類型と疾患単位の区別，あるいは心因性・内因性・外因性といった考え方に基づく階層性をいったん棚上げし，主要な精神疾患・精神障害がすべて横並びで羅列された分類となっているのが現状である（古茶，2019）。

　統計学的手法を用いたデータから得られるエビデンスを重視しながら分類を改訂していくという現在のDSMやICDの姿勢は，共通の物差しで診断を規定して臨床や研究を促進する上で一定の評価に値する。しかし，診断分類を構造的に捉えるためのエビデンスは簡単に得られないため，どうしても分類が表面的で羅列的になりがちである。階層原則は，類型（理念型）より疾患単位（実在）をより重視する考え方であり。精神疾患・精神障害を構造的に捉えるための枠組みとして今もなお利点があると思われる。ただし，標準的な精神構造を単一に捉えていたところに限界があった可能性があることが，ASDの研

究によって示唆されている。

　伝統的精神医学における精神疾患・精神障害の分類の階層原則において第1群に置かれている内因性の素質のうち，少なくとも ASD に関しては配置を変える必要があるのではないかと筆者は考えている。精神構造そのものが多様であるという点で，精神医学の階層原則を示す軸とは別の「ASD 特性の有無または程度」の軸が設定され，その軸上でパラレルに階層原則が適用されるようなイメージである。

　課題としては，ASD の概念がいまのところ理念型による類型概念であることが挙げられる。類型概念は典型例をもとに理念型が作られており，境界を設定しようとすればするほど明確な境界設定が困難であることが，生物学においても指摘されている。また，ASD が単一の器質的特徴を特異的に共有する単位といえる証拠がまだないことも課題である。今後の研究では，「生来性の了解的関連の多様性」に関する生物学的研究と，オペレーティングシステムの多様性を想定した発達－体験－反応の関連に関する臨床経験を蓄積することが望まれる。

おわりに

　ASD は，精神疾患・精神障害の概念形成と分類の研究の歴史に強いインパクトを与えており，伝統的精神医学の枠組みでは捉えきることのできない新たな研究課題を精神医学に対して提示していると筆者は考えている。今後，「パラレルワールド」の精神医学の視点から ASD の発達および併存する精神障害の診断と治療に関する実践と研究を重ね，知見を蓄積していくことによって，精神科診断学および治療学に新たな方向性が示されることを期待している。

第 4 章

思春期の知的発達症・境界知能に
みられる精神医学的問題

はじめに

　現代は，知的発達症および境界知能の人たちにとって受難の時代である，と筆者は考える。人の知的水準が全体的にさして上昇しているわけでもないのに，社会は短期間で高度に文明化し，日常生活で要求される知的処理能力およびコミュニケーション能力の負荷は急速に増大している。このような社会においては，リスクのある人が精神障害の事例化する確率が高まる。誰がみても明らかに不適応状態を呈する場合やそのリスクが高い場合には，社会システムの中に対応策が早くから講じられる。わが国の施策をみても，重度～中度知的障害に対する福祉制度の整備や重篤な精神障害に対する医療・保健・福祉の制度の整備は（その内容の良否はともかくとして）古くから行われてきた。近年では，知的障害を伴わない発達障害を対象とした支援の対策が急速に進められつつある。今，こうした施策が最も手薄となっているのが，知的発達症および境界知能の人たちである。

　本章では，知的発達症および境界知能の人たちが思春期に示し得る適応上の問題を整理し，そのような状態に至る要因を分析するとともに，今後の課題について述べる。なお，筆者の経験では知的発達症の中でも下位（概ね IQ60 以下）の場合，多くは遅くとも就学前後で知的障害の福祉や特別支援教育の対象となる。したがって，本章では主として IQ が概ね 60 ～ 90 の群を想定して筆を進めることにする。

I　軽度知的発達症・境界知能の子どもたちに待ち受ける思春期のリスク

　成人期に達するよりも前（18歳以前）から社会適応の問題があり，その要因として知的水準が低いことが挙げられる場合に，知的発達症と診断される。標準化された知能検査で概ね平均よりも2標準偏差以上低い場合，すなわちIQが概ね70以下が知的発達症とされ，そのうち概ねIQ50から70を知的発達症と分類される。境界知能とは，知的発達症と正常知能との境界域の知的水準を示す概念である。理論値では，人口の約2％が軽度知的発達症，約14％が境界知能に該当すると考えられる。したがって，IQ60〜90程度の人たちは人口の約15％は存在することになる。知的発達症や境界知能は相対概念であるため，この割合は変化することがない。

　ICDおよびDSMの診断システムにおいて，彼らの多くは顕著な不適応を示すことなく社会生活を送ると想定されている。ただし，DSM-5-TRでは，精神障害に含められてはいないものの，「臨床的関与の対象となることのある他の状態」のひとつに含められている。境界知能の子どもたちは，心理的負荷や他の神経発達症との重畳などによって多様な精神医学的問題を呈する可能性のあるハイリスク群であるとの認識が，そこにはある。軽度知的発達症や境界知能の子どもたちは，家庭においても学校においても，他の子どもたちよりわずかずつ遅れをとりながら参加し続ける場面が圧倒的に多い。このため，自己評価が低い形で固定しやすい。親や教師は，しばしば「やればできるのに怠けている」「もう少しがんばれば皆に追いつく」と解釈しがちであり，生来の知的発達の遅れが存在することに思い至らない。このように周囲の理解が得られにくい環境では，子どもたちは慢性的に過剰な負荷をかけられ続けることになり，一方で本人の自己評価の低さや孤立感は見落とされることが少なくない。このような状況が慢性的に続くことが，思春期前後に二次的な情緒や行動の問題（無気力，いじめ被害，不登校，ひきこもりなど）を生じ，さらには統合失調症，うつ病，不安症，強迫症，解離症，摂食症などの精神疾患を発症する要因になり得る。

Ⅱ　社会背景の変化による影響

　軽度知的発達症・境界知能の思春期例における精神障害の事例化は，社会背景の変化によっても促進されている可能性がある。本章では，特に学校教育をとりまく状況の変化について述べる。近年のわが国において特記すべきは，インクルージョン教育の誤用と高学歴化の進行である。

1．インクルージョン教育の誤用

　インクルージョン教育とは，障害の有無を問わずすべての子どもは通常の教室で教育を受ける権利が平等にあるとの考えのもと，開かれた教室で障害のある子どもにも他の子どもたちと一緒に授業を提供するという教育方針である。権利を保障する理念として申し分ないものの，この理念はしばしば誤用される。本来のインクルージョン教育で強調されるのは，すべての人たちが適切な教育を同じ場で受ける権利である。しかし，それは画一的なカリキュラムを一斉授業の形式で受けることと同義ではない。人の多様性を認めつつ同じ場に参加する権利を保障するためには，「参加の仕方」の多様性が担保される必要がある(UNESCO, 1994)。すなわち，インクルージョン教育を真の意味で推進するには，すべての生徒が特有な教育ニーズを個別に有することを認め，一人ひとりにとってオーダーメイドなカリキュラムを検討した上で，それを同じ場で提供するという，きわめて高度な配慮が必要なのである。

　しかし，現場の学校には，文部科学省の定める「学習指導要領」に準拠した一斉授業を標準的なペースで進めなければならないという前提がある（第20章）。肢体不自由で車椅子を使用している人は，英数国などの主要教科の授業は一斉授業で問題ないが，校舎の建築学的構造や移動の介助が必要である。この場合，車椅子で参加できるような配慮を受けて通常の教室で受けるのであれば，授業内容を大きく変える必要はない。しかし，軽度知的発達症・境界知能の生徒を含むクラスで，すべての生徒が一人ひとりの理解レベルに応じて「わかった」と思える授業を同じ教室で提供する際には，授業の内容とペース配分において学習指導要領を大きく改変する必要がある。1クラス30〜40人が標準の学級運営のなかで，そのような配慮が可能であるとは到底思えない。実際のところは，学習指導要領の内容とペースは絶対視され，授業についていくの

が難しいと思われる生徒には補習や家庭学習の強化によって何とか一斉指導の
ペースから脱落しないように頑張らせようとする。親も，自分の子どもが何と
か一斉指導についていって欲しいと考えるのが通常であり，「わが子にわかる
ようなオーダーメイドの教育を受けさせる権利」を主張する発想を自発的にも
つことはまれである。このような親心にいわばつけ入るような形で「画一的な
一斉指導に参加させることを努力目標とすることでインクルージョン教育を実
現する」という誤用が生じている。その中にあって，さしたる配慮も受けず理
解できない授業に長時間曝され続ける最大の被害者が，軽度知的発達症・境界
知能の子どもたちである。

2．高学歴化の進行

　近年では，少子化に伴う高学歴化によって，軽度知的発達症・境界知能の人
たちの進路に変化が生じている。文部科学省の学校基本調査によれば，
2010 年の高等学校等への進学率は98.0%，大学（学部）・短期大学（本科）へ
の進学率（過年度高卒者等を含む）は56.8%に達している。今や，学校を選ば
なければ定員の上では希望者全員が高校に入ることのできる「高校全入時代」
である。これにより，軽度知的発達症・境界知能の人たちにとって侵襲性の高
い「学校」という場に居続けなければならない期間が，確実に伸びている。勉
強が苦手だからといって，中卒で採用してくれる企業を探すことは，現代にお
いてはきわめて困難である。そこで，否が応でも「せめて高校は出ておかない
と就職できない」という話になる。高卒後もすぐに働ける場は少ないため，さ
らに上の学校を目指そうということになる。軽度知的発達症・境界知能の人た
ちは何らかの専門学校に進む場合が多いが，今では大学も不可能ではない。実
際，筆者が外来でフォローしているケースの中には，大学を卒業後に療育手帳
を取得した人が存在する。さらに，もともと療育手帳を取得していながら大学
に合格して通っている人もいる。しかし，上の学校に行くことによって就職が
有利になる保障はない。療育手帳を取得できた人たちの場合，結局は学校を卒
業した後は手帳制度を利用した形態の就労に落ち着くことが圧倒的に多い。療
育手帳が非該当の人の場合，就職先がなかなか見つからないか，就職できたと
しても一つの職場で安定して働き続けることが難しいことが少なくない。大学
を出ている場合などは，学歴に見合った仕事ができないという理由で過度な叱
責の対象となることもあり，ここでも過重なストレスに曝されることになる。

このような現代社会の閉塞感のもと，軽度知的発達症・境界知能の人たちは物心ついた頃から思春期にわたり，慢性的に自己評価を低い形で抑圧されながら明確な将来への希望ももてずに経過する。彼らが二次的な情緒や行動の問題および精神障害を生じるリスクは，かつてないほどに高まっている。

Ⅲ　社会適応を阻む付加的因子

軽度知的発達症・境界知能の人たちの思春期の情緒や行動の問題をさらに複雑にする付加的因子を以下に挙げる。

まず，他の神経発達症の関与である。臨床上しばしば問題になるのは，自閉スペクトラム（AS）または注意欠如多動症（ADHD）を伴う場合である。これらの場合，学業不振のみならず同世代のなかで孤立しやすくなるため，知的水準から期待される状態よりも適応が悪くなる。すなわち，境界知能であれば軽度知的発達症，軽度知的発達症であれば中等度知的発達症と同程度の適応水準であることが多い。

二つめの因子は，不適切な養育である。発達の遅れによる理解不足を「親のいうことをきかない」「ききわけがない」などとみなされて，虐待などの不適切な養育の被害にあうことがある。反応性アタッチメント症から深刻なパーソナリティ症へと固定していくケースや，反抗挑発症，素行症に移行するケースもみられる。

三つめの因子は，特別支援教育および障害者福祉の未整備である。軽度知的発達症・境界知能の人たちは，特別支援教育および障害者福祉の対象とみなされにくい。親の側からみると，特別支援教育や障害者福祉のサービスをわが子が受けることは恥であるという考え方が，わが国には根強く残っている。行政側からすると，これらの人たちすべてに特別支援教育と障害者福祉のサービスを提供するだけの予算はないため，親の「恥」の気持ちに乗じてサービス体制整備に消極的である。

Ⅳ　適切な支援に向けた課題

今後，軽度知的発達症・境界知能の人たちの支援を改善していくために取り組まなければならない課題を三つ挙げる。

1．早期発見と早期介入

　幼児期の早期発見と適切な早期介入によって，軽度知的発達症・境界知能の人たちの社会適応を促進することが可能である。ただし，ここでいう社会適応の促進は，知的な遅れの解消によって得られるものではないことに注意が必要である。早期介入で最も重視すべき目標の一つは，思春期以降に生じやすい二次的な情緒と行動の問題や精神障害の発生を予防することが重要であるという視点を，親をはじめとする周囲の大人に持たせることである。幼児期に軽微な発達の遅れに気づいた場合，早い時期から集中的に訓練すれば追いつくのではないかとの期待を親が持つのは当然の心理である。その心理を専門家が助長するような対応は厳に慎むべきである。むしろ，子どもが十分に理解し吸収できるような教育上の配慮を受け続けることこそが権利であるとの認識を可能な限り早くから周囲が持てるよう，親や周囲の人たちを啓発することが，最も重要な早期介入である。

2．境界知能の人たちへの教育と福祉制度の整備

　現代の高学歴化社会においては，かつてのように「義務教育終了後は学校が嫌なら就職すればよい」という論理で簡単に済ませられない。知的障害の人たちは，特別支援学校の高等部という形で18歳までの教育が保障されている。いま，適切な高等教育を受ける機会が最も阻まれているのは，境界知能の人たちである。さらに，社会全体の高文明化などの要因により，境界知能の人たちの就労の場がますます少なくなってきている。神経発達症や二次的な精神障害を併発している境界知能の人たちに対しては，どこの自治体であっても精神障害者保健福祉手帳を交付することができるため，この手帳を利用した就労支援は可能である。しかし，精神障害の生徒を対象とした中卒以降の特別支援教育は保障されていない。15歳から18歳にかけての境界知能の人たちに対する適切な教育の場は，公的に保障されていない。

　神奈川県や横浜市，川崎市では，自閉症とアスペルガー症候群に限ってであるが，境界知能の人に対して療育手帳を交付している。この制度を利用して高等特別支援学校で教育を受け，障害者枠で就労している境界知能の自閉症やアスペルガー症候群の人たちの多くは，二次的な情緒・行動の問題や精神障害とは無縁の生活を送ることができている。横浜市で長年この状況を間近で見てきた筆者には，このような状況が境界知能の人たちすべてに保障されることが望

ましいと思えてならない。

3. 精神科医の関与による学校精神保健の充実

　軽度知的発達症・境界知能の子どもたちを思春期の精神医学的諸問題から予防するには，精神科医の関与による学校精神保健の充実が求められる。精神科医療は，一般の身体医療に比べると敷居が高い。ましてや一般の小中学校に精神科医が入りこむとなると，抵抗感はまだまだ相当強いかもしれない。そこで，教室と精神科医の関与をつなぐための仕組みづくりが課題となってくる。

　現行の公立学校のシステムでは，健康問題全般に関わる養護教諭と特別な配慮の必要な児童と生徒へのコーディネートを行う役割の教師（特別支援教育コーディネーター）が全校に常勤で配置されている。そして，生徒の心理的問題のアセスメントや相談を担うスクールカウンセラーが非常勤で配置されている。これらの職種を活用しながら必要に応じて地域の精神科医療との連携を確保できる公的システムを教育の中で制度化することが，今後必要になってくる。母子保健および障害児福祉においては，障害の疑われる子どもを保健師が発見し，市町村の臨床心理士がアセスメントを行い，医療機関に紹介する。障害があると診断された場合には，障害児福祉の担当ワーカーが医療と連携しながらさまざまな制度のコーディネートを行う。このような連携のモデルが，学校教育と精神科医療との連携においても参考になると思われる。

おわりに

　人口の約15％を占める軽度知的発達症・境界知能の人たちが二次的な情緒・行動の問題や精神障害を併発し，手厚い医療と福祉の庇護のもとでなければ暮らせないような状態になることは，医療・福祉だけでなく経済面でも深刻な問題である。彼らが適度な支援は受けつつも働いて一定の収入を得て，充実した生活を送れるよう，早期からの継続的な支援体制をつくっていくことは，社会政策的課題といえる。

第5章

自閉スペクトラムと統合失調症

はじめに

　自閉症と統合失調症との関係，それは古くて新しいテーマである。カナー（Kanner, 1943, 1944）が自ら報告した子どもたちに対して統合失調症の症状の一つである "autism" の呼称を用いたことに端を発し，長年にわたって両者の関係は児童精神医学者の間で盛んに議論された。この議論は 1970 年代にいったんは収束したかと思われたが，1980 年代以降の自閉症概念の変化（Wing, 1979, 1981；APA, 1987）に伴い新たな形で再燃し，現在では児童精神医学のみならず精神医学全体にまたがるテーマとの認識をもたれるに至っている。

I　自閉症と統合失調症

　「自閉（Autismus）」は，統合失調症の基本症状の一つとしてブロイラー（Bleuler E）が考案した術語である。カナーは「早期乳幼児自閉症（early infantile autism）」について，当初は小児期発症の統合失調症である可能性をも想定していた。しかし，彼は慎重な態度をとり続け，結局両者は異なるものであると結論づけた。

　両者を分離する根拠は，発症の時期および経過の研究による。まず，"childhood psychosis" と総括されていた子どもたちが発症時期でみると乳幼児期と 5 歳以降の二峰性に分布することが示された（Makita, 1966；Kolvin, 1971）。さらに，自閉症の長期追跡調査において経過中に幻覚・妄想を生じた

例がきわめて稀であることが報告された（Rutter & Lockyer, 1967；Rutter et al, 1967；Kanner, 1971；DeMyer et al, 1973）。こうして，1970年代には自閉症と統合失調症は別の症候群であるとの認識が一般的となった。国際的な診断システムにおいても，ICD-9では自閉症が統合失調症の下位からはずれ，DSM-Ⅲでは精神発達の障害の一つに位置づけられるようになった。

Ⅱ　自閉症概念の変化による新たな議論

　いったんは分離され独立の症候群として整理された自閉症と統合失調症の関係であるが，1980年代以降に研究者たちは両者の関係の再考をせまられるようになる。その最も大きな要因は，自閉症概念の変化である。ウィング（Wing, 1979）の一連の研究などにより，自閉症は社会的相互交渉の様式において幅広いスペクトラムをなすと考えられるようになった。この考え方はそのままではないものの，国際診断基準においても「自閉スペクトラム症」の設置という形で反映されている。認知や言語の発達水準において著明な遅れのないアスペルガー症候群や高機能例が研究者の注目を集めるようになり（Wing, 1981, 1996），疫学調査では，アスペルガー症候群や高機能例が過半数を占めるようになった（Honda et al, 1996, 2005）。

　これに伴い，自閉スペクトラムと統合失調症との関係にかんして新しい研究テーマが生じてきた。統合失調症の側も，精神病水準に達しないシゾイドパーソナリティ症または統合失調型パーソナリティ症などを含めたスペクトラム概念で捉える考え方がある。自閉スペクトラムの典型的な臨床像は統合失調症のそれとは明らかに区別されるものの，両者ともスペクトラム概念の存在を想定するとその辺縁において関係の不明瞭な部分が残されている。

　ひとつの例がアスペルガー症候群とシゾイドパーソナリティ症との関係にかんする議論である。「アスペルガー症候群」はアスペルガー（Asperger H）が1944年に報告した「小児期の自閉的精神病質」の臨床像を再整理したウィングによって提唱された呼称である。一方，これとかなり重なり合う臨床特徴を示す子どもたちについてウォルフ（Wolff S）は「小児期のシゾイドパーソナリティ」の呼称で取り上げた（Wolff & Barlow, 1979）。ウォルフは，1929年にロシアのスハレヴァ（Ssucharewa GE）がクレッチマー（Kretschmer, 1922）の影響の下で「小児期のシゾイド精神病質」の呼称で同様の子どもたち

第5章　自閉スペクトラムと統合失調症　　45

をすでに取り上げていたことも紹介している。

　アスペルガーとスハレヴァはともに精神病質として捉えた点で共通している
が，スハレヴァがクレッチマーの記載した“schizoid”をそのまま小児期に適
用したのに対し，アスペルガーは統合失調症の症状の一部である“autistisch”
を用いている。ウィングは，この概念の再整理にあたってアスペルガーと異な
る二つの見解を巧みに盛り込んだ。すなわち，「精神病質」を呼称からはずすと
ともに，これを自閉症のスペクトラムに含めたのである。それに対し，ウォル
フはスハレヴァと同じ立場に立ち，自閉症ではなく統合失調症への近縁性を主
張するとともに，あくまでパーソナリティ症（≒精神病質）として捉えている。
　その後，アスペルガー症候群と成人期のシゾイドパーソナリティ症または統
合失調型パーソナリティ症との関係に関する研究がいくつか試みられてい
る（Tantam, 1988a, 1988b）。成人期にシゾイドパーソナリティ症の特徴を示
す症例のなかには，発達経過から見てアスペルガー症候群に該当する症例とそ
うでない症例がいるようであるが，成人期の症状だけで両者を確実に鑑別する
ことは困難な場合がある，というのが共通の見解である。しかし，発達経過の
資料は本人や家族の回顧的情報に拠らざるを得ないという点で，これらの研究
にはまだ限界がある。

Ⅲ　概念規定からみた自閉スペクトラムと統合失調症

　カナーによる最初の症例報告で，彼はその主たる問題を「情緒的接触の自閉
的障害」と表現した。このときのカナーは，ブロイラーが統合失調症でしたよ
うに心理的次元の症状で自閉症の定義を試みたのである。しかし，結局カナー
は自閉症の特徴を「極度の孤立」と「同一性保持への没頭」という2点の行動
的次元の症状に絞った。その後，ラター（Rutter, 1968）の言語・認知障害説
やウィングによる「三つ組」の提唱などの影響の下で，ICD-10における「小
児自閉症」およびDSM-Ⅳ-TRにおける「自閉性障害」ではほぼ同じ定義（対
人交流の質的異常，コミュニケーションの質的異常，および限局した興味と行
動のパターン，の三つがすべて存在すること）が採用され，その内容はすべて
行動的次元の症状となっている。

　一方，統合失調症に関する国際診断基準は，ICD-11とDSM-5-TRで項目設
定に多少の違いはあるものの，いずれもシュナイダー（Schneider, 1962）の一

級症状を概念規定の中心に据えている点では共通している。たとえばDSM-5-TRでは妄想，幻覚，解体した会話，ひどく解体したまたは緊張病性の行動，および陰性症状（感情の平板化，思考の貧困，または意欲の欠如）の5項目中2項目を満たすこと，となっている。

　自閉症と統合失調症の診断基準の項目を比較すると，自閉症の「コミュニケーション」の項目と統合失調症の「解体した会話」が重なり合う可能性があるものの，他の項目は重なっていない。現在の診断基準において両者が症候にかんしてほぼ独立の概念と位置づけられていることがわかる。

　ところで，この問題のそもそもの発端である「自閉」は，ブロイラーが統合失調症の基本症状として挙げた四つの症状（連合弛緩，感情鈍麻，両価性，自閉性）に由来するものである。症状構造論に基づいて臨床的全体像を求めようとしたこの概念規定（臺，1999）はその重要性を認識されながらも，個々の症状が包括的で限定規定を持たないため現在の操作的診断基準には十分に反映されていない。

　思考の異常である「連合弛緩」は，ブロイラーが統合失調症の症状の中で最も重視したものといわれる。概念形成の発達遅滞を伴うことの多い自閉症では言語表出から思考の内容を推定することが困難であるため，連合弛緩が存在するともしないとも判断が難しい場合が多い。言語発達の良好なアスペルガー症候群では，他者の心理状態（Barlow & Cohen et al, 1985）や暗黙の了解事項を推測する能力の発達に異常を認めるものの，物理的な論理に関する思考の異常は認められない。

　統合失調症の「感情鈍麻」は感情が細やかさに欠けた状態であり，自閉スペクトラムの症例でしばしば指摘される「共感性の欠如」（Gillberg, 1992）との異同が問題になる。前者が精神生活全般に及ぶのに対し，後者は主として対人場面における他者との感情の交流に限定されている。

　「両価性」についてはこれまでほとんど議論されていない。一つの対象にたいして相反する感情を同時に抱くことは必ずしも病的とはいえないが，統合失調症の人はそれが拡散してしまい自ら統合して一つの判断に収束させていくことが困難である。一方，自閉スペクトラムにおける興味の限局とパターン化とは，一つの対象について一つの行動，一つの価値意識を付与してしまい他の可能性を一切無視してしまうことと考えられる。清水ら（2001b，2004）は，発達水準の高い自閉スペクトラム症では社会的関係をめぐる価値意識の形成過程

においてもその特徴がみられることを指摘し，その重要な例として幼児期から学齢期にしばしばみられる「一番病」を挙げた。ゲームなどにおいて「勝つこと」を是とする価値意識が極端に強く形成されてしまうため，「勝敗にかかわらずゲームを楽しむ」「ゲームを通じて友情を深める」といった他の価値づけがまったくみられない。これを清水らは「社会性の発達ベクトルの単極化」と呼んだ。これは，統合失調症にみられる病的な両価性とは対称をなすといえる。

ブロイラーの基本症状は心理次元を重視したものであるため，言語的コミュニケーションに異常がある自閉スペクトラム症の人たちの臨床像をこれに沿って分析することには限界がある。とはいえ，「自閉」の由来であるブロイラーの基本症状に沿って整理してみても，自閉スペクトラムは統合失調症とはかなり異なるプロフィールを示すことがわかる。

Ⅳ　自閉スペクトラムと統合失調症の併存

自閉スペクトラムと統合失調症が独立のものであれば，当然ながら自閉スペクトラムの人たちにも一定の割合で統合失調症が発生するはずである。実際，児童期に自閉スペクトラム症と診断され，その後の経過中に統合失調症様の幻覚妄想状態が出現したという症例報告がいくつかなされている。清水（1986）は，自験例を含む自閉症の経過中の幻覚妄想状態出現例の症例報告に関する詳細な検討を行い，ごく一部ながら年長の自閉症で統合失調症を併発したと考えられる症例が存在するとした。清水はそのように診断すべき条件として自我意識，とりわけ能動性の障害を内容と形式に含む幻覚または妄想症状の発現を挙げ，これらの発現にはピアジェ（Piaget J）の具体的操作期に達する必要があると述べた。1980年代までは年長化してもその条件を満たす自閉症の症例は少なかったが，近年高機能例や自閉症状の軽症例が多数存在することが明らかとなったことから，自閉スペクトラムの症例が後に幻覚妄想状態を呈し統合失調症と診断される機会が増える可能性がある。

1990年代以降に，自閉スペクトラムの症例の一部で青年期にカタトニア（catatonia）様の症状がみられるとの報告がいくつかなされている（Realmuto & August, 1991；Wing & Shah, 2000）。これが統合失調症にみられるカタトニアと同じものかどうかは今のところ不明である。

Ｖ　今後の課題

　自閉スペクトラムにおいては，乳幼児期から成人期，さらには老年期にいたるまでのライフステージに沿った臨床像の推移に関する知識の蓄積が求められる。経過のなかで統合失調症以外にも気分障害や強迫症，不安症などが出現するとの報告がある（Leyfer et al, 2006）。これらは，自閉スペクトラムの自然経過のなかでまったく独立に生じていると現時点ではまだ断言できない。なぜならば，それまでに受けてきた医療的，教育的支援は症例によって多様であるため，外因性に生じた二次的な合併症による影響を除外できないからである。今後は，早期発見，早期介入とその後のフォローアップによって二次的な問題を極力予防しながら，経過にかんする前方視的データを蓄積することが望まれる。

　一方，統合失調症については，診断分類の再整理が必要である。そもそもブロイラーが考えたように，統合失調症は多様な障害の集合体である可能性が高い。その辺縁にはシゾイドパーソナリティ症や統合失調型パーソナリティ症などがスペクトラムをなし，その辺縁は自閉スペクトラムと症候的な重なり合いがみられる。統合失調症スペクトラムの範囲がどこまでなのか，自閉スペクトラムとの重なり合いをどのように整理すればよいのか，これらの問題を解明していくためには，「発達」の視点に立った前方視的な研究が必要である。成人期のシゾイドパーソナリティ症にいたるまでの発達経過について，専門家によるリアルタイムの直接観察データが求められる。いまのところ統合失調症スペクトラムの研究に対応した幼児期の早期発見と早期介入のシステムはないが，神経発達症にたいするそれが統合失調症の前方視的研究の手がかりを与えてくれる可能性は十分にある。

　両者の関係に関する研究の進展は，パーソナリティ症の発達的形成にかんする知識の蓄積にも寄与するかもしれない。自閉スペクトラムと統合失調症との接点として本稿では主としてＡ群パーソナリティ症に注目したが，自閉スペクトラムは強迫的パーソナリティ症など他の群に属するパーソナリティ症への発展となんらかの関連をもっている可能性もある。従来ブラックボックスとなっているパーソナリティ症の発達経過を観察する糸口が，ここにあるかもしれない。

おわりに

　以上，自閉スペクトラムと統合失調症との関係について述べた。かつては神経発達症の研究は一般精神医学の方法論や知識を援用しながら行われていた。しかし，神経発達症の研究の進歩は著しく，今後はむしろ双方向的に研究を進めていくことになるであろう。これからの精神科医は，対象となる世代や障害を問わず「発達」の視点を持ちながら臨床，研究に当たることが求められる。

第6章

パーソナリティ形成とその異常に
対する神経発達症の影響

はじめに

　21世紀初頭の精神医学における最大のトピックスの一つとして神経発達症が挙げられることに，異論をとなえる者は少ない。今や，神経発達症に関する知識は児童精神科医だけのものではなくなり，すべての精神科医にとって必須のものとなっている。一方，成人を主たる臨床の対象とする多くの精神科医にとって，青年期以前の経過は「発達」の視点で捉えるよりも「パーソナリティ形成」の視点で捉えることの方がもともとは一般的であった。パーソナリティは，精神障害の病前性格としても重要であったし，パーソナリティそのものの異常も精神医学のテーマであった。

　パーソナリティおよびその異常と神経発達症との関係についての研究は，まだきわめて少ない。それぞれの学問的基盤が異なっていたことがその主たる要因であろう。しかし，神経発達症の知識が浸透しつつある現在，臨床の現場ではむしろこの両者の関係について整理する必要に迫られているという実感がある。

　筆者はこれまで，幼児期前半頃から成人期に至るまでの神経発達症の人たちの経過を縦断的に観察する機会を数多く得てきている。その経験をもとに，パーソナリティ形成およびその異常に対する神経発達症の影響について考察してみることにする。

I　パーソナリティ症と神経発達症との関係

　パーソナリティ症も神経発達症も，さまざまな由来の異なる類型概念の集合である。それぞれにどのような下位分類を包含するか自体にも検討の余地が残されているが，本論ではそこまで深くは立ち入らない。ただ，パーソナリティ症にしても神経発達症にしても，一つの集合概念とみなすために必要な特徴がある。それらを症状と経過に関する構造の側面と原因に関する仮説の側面から述べると，以下のようになる。

1．症状と経過に関する構造の側面

　パーソナリティ症の概念上の特徴は，青年期または成人期早期までに特徴的なパターンが固定し，そのパターンがその後の生涯を通じて基本的に一定であることである。これを裏側からみると，パーソナリティとは過去を問わず成人期に固定した一定の行動パターンで判断するものであり，パーソナリティ症とは，早くとも青年期以降に初診する症例でしか診断が確定できず，したがってパーソナリティの異常がどのような経過で形成されるかについては専門家が直接目にすることがないということである。現在の概念だと，仮に児童期に専門家がパーソナリティ形成過程の異常を見出したとしても，まだ固定していないという理由でパーソナリティ症を確定診断することがきわめて困難である。逆に成人期に固定した状態でみれば確定診断は容易になるが治療するには手遅れということになってしまう。このように，パーソナリティ症に関する現行の概念は，精神医学的研究を進める上でも，また診療の実用面からみても，問題が大きい。

　一方，神経発達症における症状と経過では，児童期までに出現した症状が基本的には固定した状態で生涯を通じて持続することが想定される。原因については，生来性の要因が想定されている。しかし，近年では神経発達症の特性の強さは個人差があり，特性のきわめて強い人からよく観察しないとわからないほど特性の弱い人までがスペクトラムをなすとの認識が浸透してきた。神経発達症の特性は生涯を通して持続するとはいえ，成長の過程で環境からの影響によって状態像はさまざまに修飾を受ける。そして，神経発達症の特性が弱い人ほどその修飾のされ方のバリエーションは大きい。現在の神経発達症概念のな

第6章 パーソナリティ形成とその異常に対する神経発達症の影響　53

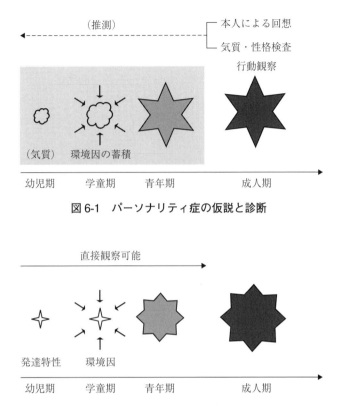

図6-1　パーソナリティ症の仮説と診断

図6-2　神経発達症の縦断的観察

かには，そのようなバリエーションの存在がほとんど考慮されていないため，成人期の神経発達症の人たちがどのような臨床像を示すかは今後の研究課題である。

2．原因に関する仮説の側面

　パーソナリティとその異常は，生来的な気質（temperament）と生育過程での環境因との相互作用によって形成されることが想定されている。しかし，前述したように，現在のパーソナリティ症の概念のもとでは，症状が形成され固定されるに至るプロセスを専門家が自分の目で縦断的に直接観察することが保障されない。専門家にできるのは，成人期に状態が固定してからパーソナリ

ティ症と確定診断した症例に対して，本人および親の回想や気質・性格検査を用いて元来の気質と環境因を推定することである。専門家にとってパーソナリティ症の仮説の構成要素である気質と環境因は，いずれも間接情報で推測することしかできない，いわばブラックボックスである（図6-1）。

その点，神経発達症では，幼児期に何らかの発達特性の有無が確認されることをスタートラインとして，その後の経過を専門家が縦断的に直接観察することが理論的には可能である（図6-2）。ただ，神経発達症の人たちを幼児期から縦断的に観察するという視点を明確にもって臨床に当たる専門家は，これまで意外に少なかった。支援者の多くは，神経発達症の人たちと接する期間が限られており，横断的に密に関わることはあっても縦断的に関わることは難しい。縦断的に観察できる最右翼の候補は医療であるが，医師が一人ひとりの症例を縦断的にフォローアップしていくのは，国の内外を問わず現行の医療制度では制約が大きい。

II　神経発達症をパーソナリティから捉える視点

筆者は，1991年より横浜市で高機能自閉スペクトラムの早期発見，早期診断とその後の継続的な支援に関わってきた。その結果，幼児期に神経発達症と診断された症例を，現在まで最大30年以上にわたって外来でフォローしている（本田，2009c）。幼児期から成人期に至るまでの高機能ケースの経過を特定地域で悉皆的に直接観察しながら追うことができているという点では，国際的にみても類をみない臨床経験を積んでいるといえる（本田，2009b）。一方，2010年より山梨県で神経発達症の臨床を開始し，思春期頃まで神経発達症の存在に気づかれずに複雑化した社会不適応を呈している症例を多く経験することとなった。これらの両者を経験することによって，パーソナリティ形成およびその異常に対する神経発達症の影響を考察するのに有利な条件が得られている。以下では，神経発達症の中核をなす自閉スペクトラム（AS）を例にとって議論を進めていくが，ADHDや局限性学習症でも同様の議論が可能であると思われる。

非障害自閉スペクトラム（ASWD；第4章参照）の人たちは，直感的に状況を察知し，俗にいう「空気を読む」ことを積極的に行うことは，あまり得意ではない。また，対人関係において他者の人物像に言及することや，他者の言

動を雑談のネタにして，俗にいう「人をいじる」ことも少ない。生活の何らかの場面で融通が利かないと思われている人もいれば，逆に堅物だが信用に厚いという評価を受けている人もいる。彼らの社会適応が妨げられない要因としては，対人場面や新奇場面でも比較的感情が安定していることや，他者の助言を傾聴する態度が身についていることなどが挙げられる。このような特徴をもつ成人に接したときに，「この人の発達特性は」などと云々するのは，いささか不自然ではないだろうか。たまたま専門家が幼児期に神経発達症であることに気づいたために，神経発達症（だった）人の成人期であると考えたくなるが，もし過去を知らずに成人期に初めて会えば，そのようなパーソナリティの人物であるとみなすはずである。前述したパーソナリティの概念上の特徴からいえば，これを一つのパーソナリティとみなすことには何の問題もない。

　狭義の AS は，スタート時点ではパーソナリティ症の前身といえる精神病質概念の中で論じられたという歴史をもつ。アスペルガー（Asperger, 1944）は，現在のアスペルガー症候群に相当する概念を，当初は「小児期の自閉的精神病質（Die "Autistischen Psychopathen" im Kindesalter）」と呼んだ。ウィング（Wing, 1981）が「アスペルガー症候群」の名のもとにこの一群に英語圏でスポットライトを当てた時期に，ウォルフ（Wolff & Barlow, 1979）はこの一群を「子どものシゾイド・パーソナリティ（Schizoid personality in childhood）」と考えていた。ウォルフ（1996）はさらに，アスペルガーの時代よりさらに20 年近くも前にロシアのスハレヴァ（Ssucharewa, 1926）が「小児期のシゾイド精神病質（Die schizoiden Psychopathien im Kindesalter）」という論文を発表し，現代ならばアスペルガー症候群と診断される子どもたちに酷似した状態の子どもたちを報告していることを指摘した。

　ここで，DSM-5-TR における「シゾイドパーソナリティ症（Schizoid Personality Disorder；以下，「SPD」）」の診断基準をみてみよう（表6-1）。診断基準は A，B の 2 項から構成され，A 項が症状，B 項が除外診断に関する規定である。症状では，A 項に挙げられた七つのうち四つ以上を満たすことが条件であるが，3 番（性体験をもつことに対する興味が乏しい）以外の六つは，AS の人たちの一部にはよくみられる特徴である。ただし，B 項で自閉スペクトラム症を除外するという条件があるために，理屈の上で SPD と AS とは別のものということになる。しかし，よく考えてみると，SPD から AS を除外する手続きは，結局のところ幼児期から特徴がみられていたことの確認である。

表6-1　シゾイドパーソナリティ症の診断基準（要約；DSM-5-TR, 2022）

A 項のうち，自閉スペクトラムの症状と重なり合いのあるものに下線を付けた。

A. 社会的関係からの遊離，対人関係状況での感情表現の範囲の限定などの広範な様式。以下のうち四つ（またはそれ以上）。
  1. 家族を含めて，他者と親密な関係をもちたいと思わない，またはそれを楽しく感じない。
  2. ほとんどいつも孤立した行動を選択する。
  3. 性体験をもつことに対する興味が，少ない。
  4. 喜びを感じられるような活動が，少ない。
  5. 第一度親族以外に，親しい友人や信頼できる友人がいない。
  6. 他者の賞賛や批判に対して無関心にみえる。
  7. 情緒的な冷たさ，よそよそしさ，平板な感情。
B. 統合失調症，双極症状に精神病の特徴を持つ抑うつ症，他の精神病性障害，または自閉スペクトラム症の経過中にのみ起こるものではなく，他の身体疾患の生理学的作用によるものでもない。

発達経過を専門家がリアルタイムに観察できた症例や，親からの回顧的情報によって発達の異常が確認できた症例は自閉スペクトラム症と診断され，それ以外の症例は SPD と診断されるだけなのである。成人期の初診例では，親からの回顧的情報という間接情報によって診断が左右されることになるが，はたしてそれは本当に科学的妥当性をもった分類といえるのであろうか？

　一方，AS に他の状態が併存している群では，もともとの AS の特徴はむしろ弱い人たちが多い。したがって，精神科を訪れた初診時の主訴や診断が他の精神障害で，その後の診療の中で徐々に神経発達症の存在が背景に浮かび上がってくる。そして，前景に見える表現型がパーソナリティ症であることが，少なくないのである。併存群の人たちは，幼児期から青年期にかけてさまざまな対人場面において失敗体験を蓄積していることが多い。その中で，元来の発達特性が何らかの修飾を受けて変容する。たとえば AS の特性が比較的弱い人では，元来は場の状況を理解しないという特性であったのが，思春期頃からは何とか周囲の人たちに合わせて空気を読もうとする姿勢が形成される。しかし，かえってそのことが裏目に出てしまい，空気を読もうとして誤解釈をしてしまうことが多い。そのような体験が蓄積されると，誤解釈が徐々に被害的解釈に偏りがちになり，成人期には通常の対人態度全般に被害的な様相を呈するよう

になる。このような状態像は，シゾイドパーソナリティ症よりも統合失調型パーソナリティ症に近い。あるいは，対人場面における失敗体験の蓄積によって自信が低下した症例では回避性パーソナリティ症や自己愛性パーソナリティ症，融通が利かない状態が目立つ状態になった症例では強迫性パーソナリティ症など，さまざまなパーソナリティ症と重なり合いがある状態像へと発展する。

III　パーソナリティ症と神経発達症との再整理の必要性

　パーソナリティ症と神経発達症は，ともに近年ディメンジョン診断の必要性が叫ばれているという共通点があるが，両者のスペクトラムの辺縁は，どうやら連続的かもしれない。つまり，成人期にパーソナリティ症とされる障害群のうち，小児期から直接観察することが可能な群を神経発達症として分離しているだけ，という考え方も成り立つかもしれない。今後，小児期からの発達を専門家が直接観察する機会が蓄積することにより，人格形成およびその異常であるパーソナリティ症と神経発達症との関係についての理解を進めていく必要がある。

　その際に重要になってくるのは，「気質」概念の見直しおよび「発達特性」との関係の整理である。学問的由来が異なるこの二つの概念を見直し，整理していくためには，成人例の回顧的情報のみに頼るだけでは不十分である。できる限り早い時期から専門家によるリアルタイムの観察によって，従来ブラックボックスであった「気質」と環境因との相互関係についてデータを蓄積していくことが不可欠である。また神経発達症の臨床研究においては，単に発達特性の有無だけを判断するのではなく，発達特性と環境因との相互作用によってどのようなパーソナリティが形成されていくのかという視点をより強くもつ必要がある。とくに幼児期に神経発達症の特性が弱いと思われる症例でこそ，この視点がより重要となる。

IV　臨床医に課せられる課題

　パーソナリティ症と神経発達症に関して，DSM-5（2013）では，従来のカテゴリー診断一辺倒から脱してディメンジョン診断の考え方を一部取り入れる形で改訂が行われた。このこと自体は進歩であるが，それでもなお十分とはいえ

ない。本章で示したような，パーソナリティ症において発達を考慮する視点や神経発達症においてパーソナリティ形成との関連で論じる視点は，まだまったく考慮されていないからである。これは，今後の精神医学における最重要テーマの一つであるといっても過言ではない。そのテーマに手がつけられていないのが現在の精神医学の段階であることを，臨床医はよく認識しておくべきである。したがって，臨床実践の中で以下のような検討を行うという視点を持っておくことは，臨床医の責務であるといえる。

　まず，成人例の臨床においては，パーソナリティの評価と発達の評価をすべての症例に対して行う必要がある。日常の診療の中で，現症のディメンジョナルな評価を行うとともに，生育歴に関する本人の回想，親の回想，およびそれらの乖離を評価し，母子手帳，通知表，テスト答案，制作物など，可能な限りの客観的な資料を入手することに務めることが重要である。

　小児例の臨床においては，発達特性の評価を行うことは必須であるが，併せて「気質」のプロトタイプの探索という視点をもつ必要があると思われる。それが発達特性と成人期の気質との関係を探る唯一の科学的決めてとなる。

おわりに

　由来と視点が異なる類型概念群であるパーソナリティ症と神経発達症は，再整理と再統合が必要である。成人期の精神科臨床では，パーソナリティ症を疑う症例に対して安易にすべてを理解しようとせず，原則として神経発達症の要因の関与も考慮して生育歴を情報収集することが重要となる。また，小児期から観察できる症例では，発達特性の評価だけでなく気質のプロトタイプという視点をもって臨床にあたることが重要である。

第7章

自閉スペクトラム症の
行動特性から脳までの距離

はじめに

カナー（Kanner）による11例の症例報告の時代からDSM-5-TRの現在まで，自閉スペクトラム症（Autism Spectrum Disorder；以下「ASD」）は一貫して「発達初期からみられる行動的症候群」として定義されている。発達初期からみられ，いかなる育て方をしても，いかなる治療を試みても，その特性がそう簡単には消失しないところから，その原因は生来性のものと考えられている。また，特性が対人行動と興味の偏りに集約されていることから，脳機能の異常が想定されている。ASDに限らず，現在DSM-5-TRの「神経発達症群」に含まれている診断概念は，すべて脳神経系の異常に起因して発達初期から特有な行動特性が生じるという定義のされ方をしている。

ASDはまた，分子遺伝学的にも大いに注目されている。一卵性双生児における一致率の高さは精神疾患の中でも群を抜いており，家族内発生も多い。すでに多くの関連遺伝子が報告されている。エピジェネティックな遺伝子変異による影響の可能性も示されている。これらから，ASDにおける脳の異常にはなんらかの分子遺伝学的基盤があるのだろうと考えることは，理にかなっている。

しかし，これまでのところ，具体的にどの遺伝子がどのように異常をきたし，それが脳神経系の発達にどんな影響を及ぼすか，そしてそれがどのようなプロセスで行動的症候群として表出されるのか，という仕組みを説明できるところまでは，まだまだ道のりが長いのも事実である。ASDの原因遺伝子でいえば，これまで実に多くの遺伝子がASDの原因として挙げられたが，ASDと診断さ

れたすべての人たちで見いだされた遺伝子変異は，いまのところない。同様に，ASD と診断された人たちには全員に必ず見られ，ASD と診断されない人たちには全くみられないような脳神経系の異常も，いまのところ見つかっていない。

本稿では，「発達初期からみられる行動的症候群」として定義されている ASD の原因や病態に関して生物学的手法を用いて研究する際に留意すべきことについて，筆者が日頃考えていることを述べる。

I　DSM-5-TR では ASD の基準に「困っていること」が含められている

ASD の行動特性の評価尺度の一つである「自閉症スペクトラム指数（AQ）」は，正規分布のような山型の分布をすることが知られている。ASD と診断されている人と診断されていない人とをいずれも多数集めて AQ の分布のしかたの違いを比較した研究（Baron-Cohen et al, 2001）では，ASD と診断された人たちの方が AQ の平均が有意に高かった。しかし，診断された人たちの中にも AQ はそれほど高くない人がおり，診断されていない人たちの中にも AQ が高い人はいて，両群の分布には重なり合いがみられた。

このようなことが起こる理由にはいくつかあるが，そのひとつは「診断とは何か」という根本的な考え方にある。AQ は，ASD 特有の対人行動や興味の異常を成人では自記式で，子どもでは養育者などが記入して，数値化するものである。ASD 特有の行動が目立つ人ほど高値になるよう作られている。しかし，ASD 特有の行動が目立つ人がすべて診断されているというわけではない。診断を受けるには病院へ行く必要がある。病院へ行こうと思うのは，何かに困っている場合である。ASD の場合，その行動特性によって自分または周囲の誰かが困っている場合にはじめて病院へ行こうという動機づけが生まれる。DSM-5-TR の ASD の診断基準にも，行動特性（対人行動と興味の異常），発達初期からみられることの記載に加えて，その特徴によって社会生活に支障が生じること，すなわち誰かが困ることが診断の要件として明記されている。つまり DSM-5-TR の ASD は，「特有の行動特性があり，そのことで誰かが困っている」という概念なのである。

身長も正規分布を示すことが知られているが，もし仮に低身長で困っている人とそれ以外の人の身長を比較したらどうなるだろうか？　身長がかなり低く

ても困っていない人もいれば，そんなに身長が低いわけでもないのに身長の低さを気にしている人もいるだろう。だから，低身長で困っている人とそれ以外の人では，平均値は前者が有意に低いものの，両者の裾野には重なり合いが生じるはずだ。どんなに精度の高い身長計を作っても，その結果に変わりはないだろう。同様に，どんなに ASD の行動特性を精度高く測定できる尺度ができても，診断の有無で比較する限りは分布に重なりの生じることは避けられない。

II　異常は確かに存在する，でも完全に分離はできない

　正規分布を示すものについて，なんらかの数値をカットオフにして診断するという考え方もある。たとえば，平均より 2 標準偏差以上離れている部分を「異常値」とみなすという考え方である。ICD-10 や DSM-IV-TR までの「精神遅滞」の診断基準では，知能検査で算出される IQ の目安が示されていた。しかし，カットオフ値の前後で質的に大きく異なるわけではない。多くの知能検査で IQ68 ～ 70 あたりが精神遅滞のカットオフ値に設定されているが，IQ67 の人でも生活にそれほど支障のない人もいれば，IQ71 で大いに支障のある人もいる。臨床現場では，療育手帳の判定などで，生活上とても困っているのに IQ が 70 以上あることを理由に事務的に交付を断られたという経験をした人もいるだろう。これなどは，数値で物事をすべて杓子定規に判断することの弊害である。

　低身長の人，知能の低い人，ASD の特性の目立つ人は，確実に存在する。しかし，身長や知能の高低や ASD 特性の強弱は連続的であり，どこかのポイントで完全に分離されることはできない。このことを，われわれはまずしっかりと認識しておく必要がある。

III　分類そのものが抱える原罪的難問

　分類とは「類（似たもの）」に「分ける」ことである（吉田，1993）。すなわち，「群化」と「分離」という全く相反する作業を同時に行うのである。個体には必ず差異が存在するので，個体差のどこまでを同じ類として許容し，どこで分離するのかは，案外恣意的である。

　中尾（1990）によれば，実用分類の三大類型とは，類型分類，規格分類，系

譜分類である。このうち直感的に最もわかりやすいのが類型分類である。「身長が低い」などがこれに当たる。しかし，類型分類を厳密に突き詰めて検討すると，明確な境界線を引くことは不可能であるという。「連続的なつらなり」から「離散的な群」を切り出すのかという，分類そのものが抱える原罪的難問である（三中，2009）。

一方，数値データ等によってカットオフを定めるのが規格分類である。基準が明確であるため分離は容易であるものの，カットオフの設定は人為的であり，境界値の前後が連続的であるため，規格の設定次第で分類の意義が変わってしまう。

精神障害の分類は，他の多くの分類と同様に類型分類からスタートしている。しかし，研究者間のコミュニケーションを図るためにはある程度一定の基準も必要である。これまでの DSM や ICD の診断分類と基準づくりは，もともと類型分類であった診断概念を規格分類の枠組みで定義し直そうとする試みであった。しかし，規格による定義を細かく設定しようとすればするほど，かえって境界が決めにくくなるという，類型分類が根本的に抱える問題が明らかとなってしまう（本田，2012b）。

三中（2006）によれば，そもそも分類体系の最も重要な条件とはわれわれが理解しやすいことであり，正しいとか間違っているというレベルで論じることは不可能である。DSM-5 の ASD の診断基準では，規格による定義をある程度細かく設定はしつつも，そこに「生活上の支障の有無」という項目を加えることによって，臨床の実情に歩み寄ったといえる。

DSM-5-TR で ASD と診断された人とされていない人の生物学的な症例対照研究を行うのは，低身長で困っている人とそれ以外の人の生物学的な違いを症例対照研究することに似ている。主観的に誰かが困っているかどうかという要因が定義そのものに入り込んでくるため，純粋に生物学的な検討を行うことがきわめて難しい。たとえば，仮に ASD の原因遺伝子があるとして，DSM-5-TR で ASD と診断された人とされていない人の症例対照研究を行うと，原因遺伝子があって行動特性が発現していても生活上は困っていない人は，診断を受けていないため，対照群に含められてしまう。したがって，症例群と対照群を比較しても原因遺伝子は相殺されてしまい，検出されない可能性がある。

Ⅳ　行動特性と脳との間に介在する心

　行動特性で定義される ASD に対してその原因を脳神経系の異常に求めることは，決して的外れではない。しかし，実際に現在の脳科学研究の手法を用いて ASD の原因や病態を研究するには，越えなければならない関門がある。それは，行動と脳神経系と間に介在する心の問題である。

　人が何か行動をとるときには，必ず背景に心理的裏付けがある。人の心理的な動きの基盤は脳であるが，すべてを脳の変化で説明するのは難しい。たとえば事故や突然の病気などで脳になんらかの損傷があった人が，それを境に怒りっぽくなったとすると，「怒りっぽい」という行動特性の出現の原因が脳損傷だと考えたくなる。しかし，もし脳損傷が原因で身体のどこかに麻痺が残り，仕事に支障をきたすようになったために本人が悩んでいる場合，脳損傷による生物学的なプロセスで易怒性が出現したのではなく，仕事に支障をきたしたことによるストレスで怒りっぽくなることもあり得る。

　同じ行動をとる場合でも背景の心理的メカニズムは異なるかもしれないし，同じ心理的な動きがあったとしてもそれが行動化する場合としない場合がある。心理的な動きと脳神経系の変化との関係も同様である。だから，行動と脳との関係は複雑きわまりない。その前段階として，行動と心理との関係，そして心理と脳との関係について検討しておく必要がある。

Ⅴ　DSM-5-TR で診断される ASD の原因や
メカニズムを研究することの問題点

　DSM-5-TR で診断される ASD の原因や病態について脳科学的に理解しようと試みることは，「低身長で困る人はなぜそうなり，それは一体どのような状態なのか」を生物学的手法で理解しようとすることと似ている。

　身長が伸びないことの原因やメカニズムの一部は，内分泌系の疾患，染色体異常，骨や軟骨の病気などで説明できるが，それらですべての低身長が説明できるわけではない。血縁者の大半が低身長である家系では，遺伝も考えられる。生育過程で十分な栄養が与えられなかったことが原因の場合もある。現時点での生物学的研究手法ではまだ原因のわからない場合もある。そして，何も病的

な原因やメカニズムがなくても，人の身長の分布は正規分布をなし，平均値から2標準偏差以上離れている人たちは，2%強は必ず存在する。

　このように身長が伸びないことの原因やメカニズムを考えることに加えて，「低身長で困る人」を理解しようとする場合には，「困る」という心理状態が出現する原因やメカニズムをも考える必要がある。世の中のあらゆることに対して困りやすい傾向にある場合もあれば，低身長に限定して執着して困る場合もある。前者であれば，生まれつき困りやすい傾向がある場合もあるし，生育過程の中で困りやすくなってきたという場合もある。後者であれば，なぜそれほど低身長で困るのかを検討する必要がある。

　ASDも同様に考えてみると，現在のDSM-5-TRを用いて診断されたASDを研究するのであれば，そこではASDの行動特性が出現する原因やメカニズムと，「ASDの特性があることで誰かが困っている」という心理状態が出現する原因やメカニズムを分けて考えておく必要がある。「困る」という要因を取り除いてASDの特性を考えようとしたとき，そこで低身長と異なる事情が露見する。すなわち，身長は身長計で測定して数値が出せるが，ASDの特性を身長計のように数値化してくれる物差しが未確定なのである。また，対人関係にせよこだわりにせよ，その異常を感知するのは結局誰かがそのことで違和感を覚えるからなので，すでにわれわれが「特性」と思っている部分に多少なりとも「困り感」が含まれている可能性がある。「低身長で困る人」では，数値で明確になる「低身長」と「困る」という心理状態とが分離されやすい。しかし，ASDでは「ASDの特性」を切り取る物差しが未確定であるだけでなく，それと「困る」という心理状態とが分離しきれないのである。

VI　ASDの脳科学的理解を進めるために

　「分類で最も重要なことは理解しやすいことであり，正しいとか間違っているというレベルで論じることは不可能である」と生物の分類学者も述べている。生物の分類でさえそうなのだから，いわんや精神障害をや，である。では，最も重要という「理解しやすさ」を，われわれはどこに求めればよいかというと，その分類が治療に役立つかどうかである。ASDの場合，ASDと診断されることによってその人が適切なケアを受けることができればよいのである。そう考えると，「困る」という要件がDSM-5-TRのASDの基準のなかに含まれてい

ることは，臨床で用いる上で実用的にきわめて適切である。一方，「困る」という要件が含められたことによって，これを生物学的な研究のための物差しとして用いることは困難になった。

　行動特性のみから ASD を実体としてうまく抽出し，定義することは，きわめて難しい。むしろ，ASD の診断の有無にとらわれ過ぎずに，心理学的根拠のある別の物差しを用いる方が，研究としては生産的かもしれない。たとえば，心の理論（Baron-Cohen et al, 1985），共同注意（Sigman et al, 1986），実行機能（Ozonoff et al, 1991），中枢性統合（Frith & Happé, 1994）など，ASD に関連して多くの心理学的機能の異常が仮説として提示されてきた。また，近年では，特有の感覚異常（過敏や鈍さ）についての認識も深められてきている。これらの機能を数値化できる指標がうまく作成できて，「低身長」のように「困る」という要因を分離することができればよいのである。「困る」という要因を取り込んだ診断概念を用いる限り，心の理論にせよ共同注意にせよ，診断群と非診断群との分布に重なり合いができるのは当然である。むしろ診断にとらわれずにこれらの発達の分布に即して研究を進める方がやりやすいのではないだろうか。

　ASD における対人行動や興味の偏りという行動特性は，他の領域の行動との相対的な関係で浮き彫りにされるものである。相対的にこれらが浮き彫りにされるメカニズムは，単一ではないかもしれない。したがって，さまざまな側面の心理機能の発達を測定する尺度が洗練され，それらを測定したパターンを分析したときに，ASD の特性がある（診断されるという意味ではなく）と認識されやすい人たちに共通のパターンが見えてくる可能性は，十分にある。「困る」という要件に左右されない心理機能の指標が抽出され，それらを用いた測定データが蓄積されたとき，はじめて ASD の脳科学的理解への扉が開かれるのかもしれない。そのときは，ASD 概念そのものが改変，あるいは解体される可能性もある。

おわりに

　かつてアイゼンバーグ（Eisenberg, 1980）は，人が患者になることや患者がよくなることは生物学的変化よりも「診察を受けよう」と決断する心理社会的要因によるところの方が大きいと述べた。その考え方は，現在の精神医学にも

引き継がれている。DSM-5-TR の ASD の診断基準に「困っていること」という要件が含まれていることは，まさにその表れである。臨床現場において ASD の人たちを診断し支援するとき，われわれはその行動特性を観察するとともに本人や周囲の人たちが感じる生活上の支障を入念に検討する。DSM-5-TR の ASD 概念は，そのような臨床のために最も有用である。一方，ASD の心理学的基盤，脳科学的基盤を研究するに，DSM-5-TR の ASD 概念を用いることは限界がある。われわれは，そのことを念頭に置いてこれからの ASD 研究のあり方を考えていく必要がある。

第Ⅱ部

神経発達症の臨床と研究

第8章

自閉症におけるスペクトラム

──診断概念の変遷と分類の課題──

はじめに

　精神医学における診断概念のなかでも，スペクトラム概念が早期から導入されたものの代表格の一つが自閉症である。

　本稿では，自閉症から現在の自閉スペクトラム症に至るまでの診断概念と診断分類の歴史的変遷（本田，2014a, 2014b, 2014c）のなかで，スペクトラム概念が生じてきた経緯と文脈を概観するとともに，自閉症におけるスペクトラム概念の現状および周辺領域における診断概念との関係と今後の診断分類の課題について述べる。

I　自閉症をめぐる診断概念・診断分類の変遷

　アメリカの児童精神科医であったカナー（Kanner, 1943）は，人との意志疎通がほとんどみられず，こだわりがきわめて強く，優れた記憶力，常同行動，オウム返しの言語など特有の症状を呈する児童11名の症例報告を行った。彼はこれを一つの症候群であるとして，「早期乳幼児自閉症」と名付けた（Kanner, 1944）。一方，オーストリアの小児科医アスペルガー（Asperger, 1944）は，共感能力の欠如，一方的な会話，特定の興味への没頭，ぎこちない動作などがみられる4例の男児の症例を報告し，「児童期の自閉的精神病質」と名付けた。

　カナーの記載した早期乳幼児自閉症は，人との意志疎通がほとんどみられず，

こだわりのきわめて強いタイプを指していた。カナー自身は自閉症を統合失調症の児童期発症型と断定することには慎重であったものの，1960年代まで自閉症は児童期統合失調症に含まれる概念として認識されることが多かった。また，1950年代から1960年代にかけて，ベッテルハイム（Bettelheim, 1967）をはじめとする当時の精神分析学派の人々によって，自閉症は冷淡な親による育児によって心を閉ざした情緒障害であるという考え方が普及した。

1960年代後半から1970年代にかけて，「児童期の精神病」と総括されていたものが，発症時期でみると乳幼児期と5歳以降の二峰性に分布することが示された（Makita, 1966; Kolvin, 1971）。さらに，自閉症の長期追跡調査において経過中に幻覚・妄想を生じた例がきわめて稀であることが報告された（Rutter & Lockyer, 1967; Rutter et al, 1967; Kanner, 1971; DeMyer et al, 1973）。これらから，自閉症と統合失調症は別の症候群であるとの認識が一般的となった。養育環境の問題については，自閉症の子どもをもつ親に思考障害がないことが報告され（Schopler & Loftin, 1969），心因説を否定する裏付けとなった。さらに自閉症の子どもに脳波異常やてんかん発作の出現率が高いとの報告が蓄積され（Rutter, 1970），自閉症が心因にもとづく反応ではなく脳の器質的異常を基盤にもつことの根拠とされた。ラター（Rutter, 1968）は，自閉症の人たちの対人関係の異常は情緒的な異常ではなく認知機能や言語機能の異常であるという，いわゆる「認知・言語障害仮説」を提唱した。こうした転換を受けて国際的な診断システムにおいて，ICD-9（1977）では自閉症が統合失調症とは独立の分類に置かれ，DSM-Ⅲ（1980）では精神発達の障害の一つに位置づけられた。

ウィングとグールド（Wing & Gould, 1979）は大規模な疫学調査をもとに，カナーが示した自閉症の子どもたちほど極端ではなくても，同様の対人関係の異常を示す子どもたちが幅広く存在することを指摘した。すなわち，カナーが示した「孤立型」以外に，「受動型」（受動的には人からの働きかけに応じるが，自分から人に働きかけようとはしない）と「積極－奇異型」（自分から積極的に人に働きかけるが，その内容が奇妙で一方的）もあることを示した。これによってはじめて，自閉症の概念が拡大した。また，それまでは知的障害も伴う人たちが圧倒的に多いと思われていたが，1980年代以降，知的障害のない「高機能自閉症」がかなり存在することがわかってきた（Honda et al, 1996）。

さらに，典型的な自閉症以外にその周辺群があることにも，徐々に注目が集

まるようになった。DSM-Ⅲ（1980）では，自閉症だけでなく周辺群も含めたカテゴリー概念として，「広汎性発達障害（Pervasive Developmental Disorders; PDDs）」がはじめて登場した。一方，ウィング（1981）は，ドイツ語で書かれていたアスペルガーの論文（Asperger, 1944）を英語圏に紹介し，「アスペルガー症候群」の呼名を提唱した。アスペルガー自身はこれをカナーのいう自閉症とは別の群であると考えていたが，ウィングは異なる立場をとり，自閉症と共通する対人関係をとりながらも成人期までには流暢に会話ができるようになるタイプを想定した。ウィング（1996）はさらに，自閉症とアスペルガー症候群を二つの典型とする類型概念を総称して，「自閉スペクトラム（Autistic Spectrum。以下，ウィングが提唱した「自閉スペクトラム」を「AS-W」と略）」と呼ぶことを提唱した。

ICD-10（1992, 1993）および DSM-Ⅳ（1994）では，下位分類に若干の変更はあったものの PDDs の用語は継承された。しかし，2000 年代に入ってからは、多くの専門家は PDDs よりもむしろ「自閉スペクトラム（Autism Spectrum；AS）」あるいは「自閉症スペクトラム障害（Autism Spectrum Disorders; ASDs）」を好んで用いるようになっていた。そして DSM-5（2013）では、この流れを取り入れて，「自閉スペクトラム症（Autism Spectrum Disorder; ASD。以下，DSM-5 における「自閉スペクトラム症」を「ASD-D」と略）」が診断名に採用されることになった。これは，単なる名称の変更にとどまらない。複数の下位分類の集合体である PDDs（複数形）から，下位分類のない ASD（単数形）への変更は，診断概念の考え方そのものの大きな変更を意味する。

ICD-10 および DSM-Ⅳ の PDDs は，「社会的相互交渉」「コミュニケーション」「行動，興味，活動の限局され反復的，常同的な様式（Restricted and Repetitive Behaviors; RRB）」の三つの領域における異常によって定義されていた。ASD-D では，前二者が一つにまとめられ，「社会的コミュニケーションおよび社会的相互交渉」と RRB の二領域となっている。各領域の項目数も減り，表現はやや一般化された形になっている。DSM-Ⅳ までは診断基準に含められていなかった症状としては，感覚の異常が RRB の症状の一つに含められた。DSM-Ⅳ までのように「何が何項目以上」というカットオフを設けていないのも特徴である。かわりに，二領域における症状の程度によって「レベル 3」（きわめて多くの支援を要する）から「レベル 1」（支援を要する）までの 3 段階

で重症度を記述するようになっている。このように，区切りの線引きをして細分化するという考え方（「カテゴリー診断」）から，無症状から症状の強い状態までを連続的に捉え，細かい線引きはあえてしないという考え方（「ディメンジョン診断」）へと方向転換している（本田，2014a）。

II 「スペクトラム（spectrum）」と「連続体（continuum）」

ところで，「スペクトラム（spectrum）」は「連続体（continuum）」とは異なるものである（本田，2014b）。精神医学用語としてはなぜか「スペクトラム」と翻訳されるのが一般的となったが，元来この用語は化学，物理学，工学などで「スペクトル」と訳され，広く用いられてきた。「複雑な情報や信号を分解し，その成分を図示したもの」という意味で用いられることが多いが，生物学では「抗菌スペクトル（抗菌剤が有効な細菌の範囲）」のように「範囲」の意味で用いられることもある。光を分光器に通すことによって得られるのが「分光スペクトル」である。虹のように自然光の分光スペクトルは連続的である（「連続スペクトル」）が，原子に光を当てるとその原子に固有のいくつかの特定の振動数の光だけが反射されるため，スペクトルは連続していない（「離散スペクトル」）。このように「スペクトル」には「連続」という意味が含まれているわけではない。

精神科の診断分類において「スペクトラム」とは，「連続的／離散的を問わず多様に見えるものの集合体であるが，何らかの理由で同じ仲間とみなせる範囲」を指す。「症候群」も集合体であるが，症状の組み合わせや発現の仕方に一定のパターンが比較的明確にみられる。これに対し，スペクトラムにはもっとパターンにバリエーションがあり，一見しただけでは仲間とみなせないほど異なって見えるものも含めるというニュアンスがあり，症候群よりも広い概念と考えられる。

自閉症に関してはじめて「スペクトラム」を用いたウィングは最初，「自閉的連続体（autistic continuum）」という表現を用いた（Wing, 1988）が，すぐに「自閉スペクトラム（autistic spectrum）」に改めた（Wing 1996）。ウィングの想定したAS-Wとは，言語の遅れが顕著な自閉症と流暢に話せるアスペルガー症候群という二種類の典型を擁しながら，その他にもさまざまパターン

でいわゆる「ウィングの三つ組」の特徴を示す症候群の集合体である（本田，2014b）。

Ⅲ　AS-W と ASD-D との関係

　AS-W では，「対人機能に関連する心理学的メカニズムに共通の基盤をもつ仲間」といういわば理念型が暗黙裡に想定されており，RRB は副次症状という階層的な捉え方になっている。

　一方 ASD-D では，対人的相互交渉とコミュニケーションが一つの項目にまとめられたが，これと RRB が診断に必須である。対人・コミュニケーションの異常だけがみられ RRB のみられない概念として「社会的（語用論的）コミュニケーション症（Social（pragmatic）Communication Disorder; SCD）」が採用され，ASD-D から分離されて「コミュニケーション症群」の下位分類に含められた。もともと DSM-Ⅳ および ICD-10 では，対人的相互交渉の異常がなく RRB のみがみられるという概念である「常同運動症（Stereotypic Movement Disorder; SMD）」も存在しており，これが DSM-5 にも継承された。このことから，ASD-D では，対人機能の特徴と RRB が必ず組み合わさっていなければならないことが強調され，前者のみの SCD と後者のみの SMD とが異なる診断概念として分離された。

　以上をまとめ，AS-W，ASD-D，SCD，および SMD との関係を図 8-1 に示す。

　ASD-D 診断基準の D 項目には「その症状は社会的，職業的，または他の重要な領域における現在の機能に臨床的に意味のある障害を引き起こしている」との記載が加えられている。このことから，ASD-D が純粋な医学的（生物学的）概念ではなく，社会学的概念の要素を含むことがわかる（本田，2014c）。また，前述のように「レベル3」（きわめて多くの支援を要する）から「レベル1」（支援を要する）までの3段階で重症度を記述する方法はディメンジョン診断への方向性を示すものである。ここでは，症状が強いほど社会適応が難しく，弱いほど社会適応が容易であるという線形関係が想定されているが，現実はそれほど単純ではない。AS 特性がありながらも思春期以降までそのことへの配慮がなく，生活の中でさまざまなストレスやトラウマを経験し，反応性の精神変調をきたして成人期にはじめて精神科を受診して AS 特性を指摘されるケースが，近年実に多い。このような人たちは，AS 特性単独では障害化し

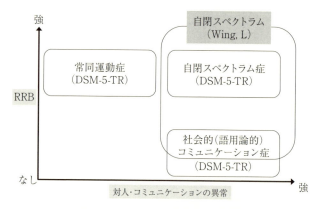

図 8-1 自閉スペクトラム症をめぐる諸概念の関係

なかったかもしれないが，他の精神症状が併存することでむしろ深刻な社会不適応を呈する。この群は，症状の上では軽症でも社会不適応の程度は重症となる。一方筆者は，生来性の AS 特性のみで他の要因による影響をほとんど受けずに成人期に達した人たちの一部に，とくに障害対応の必要なく社会参加が可能な人たちが存在することを指摘し，「非障害自閉スペクトラム（Autism Spectrum Without Disorder; ASWD）」とあえて呼んでいる（本田，2012b）。ASWD の中には AS 特性はしっかり残っているケースも存在するが，ASD-D には該当しないことになる。

　AS 特性は，対人感情，興味，直観的判断などの精神諸機能において非 AS と質的に異なる。その異なり方は根源的であり，生来的にみられ生涯にわたって持続する。かといって，その特性だけでは必ずしも社会不適応を生じないか，あるいは社会適応にむしろ有利な場合もあるため，これを疾患概念で括るよりも，認知的（おそらくは生物学的）変異（variant）と理解するのが妥当と思われる（本田，2014c）。AS 特性の存在だけであれば価値中立的であるが，社会的マイノリティであることと心理的ストレスやトラウマに心身の反応を生じやすいことから，障害化しやすいのである。また，AS 特性が各人の個性をどの程度説明するかには個人差があり，AS 特性以外の特性と混ざりあいながら成人期に向けてパーソナリティを形成していく。このため，成人期に AS 特性の存在だけでその人の個性すべてが説明できるほど AS 特性の強い人は稀であり，多くの場合は AS 特性で説明できるのはその人のパーソナリティや精神症

状の一部に過ぎない。

　他の診断概念では，強迫症（Obsessive-Compulsive Disorder; OCD）とASDとの関係については，これまでにも多くの議論がある（岩佐，2010）。

　ASD の人たちが示す強い固執傾向については，強迫観念や強迫行為との異同がしばしば議論されてきた。中核的な自閉症の人は，心理状態に関する概念自体をもたないため，強迫観念も強迫行為もあり得ない（Baron-Cohen, 1989）との考え方が主流を占めてきた。また，アスペルガー症候群についても，その固執症状は自我異質性や不合理性の認識の欠如という点で強迫観念や強迫行為とは異なると考えられていた（Wing, 1981）。

　ASD における強い固執傾向との関連をもっと検討すべきなのは，優格観念（支配観念）であろう（本田，2013a）。これは，強い感情に結びついて意識内に長期間とどまり占有し続ける観念であり，自我異質性や不合理性の認識が欠如している点で強迫観念と区別され，訂正可能な点で妄想と区別される（濱田，1994）。この定義は，ASD における強い固執傾向のうちの観念の側面とほぼ同義であるといえる。さらに議論を拡大すれば，従来の精神症候学にはない概念であるが，ASD における強い固執傾向の行為の側面は，「優格行為（支配行為）」といってよいのではないか，との考え方もある。

　アレンら（Allen et al, 2003）は，「とらわれ」や反復的・儀式的行動をまとめて「強迫スペクトラム症（obsessive-compulsive spectrum disorders）」と捉える考え方を示している。このような研究者の中には，RRB の存在を根拠として AS を強迫スペクトラム症に含める考え方を示す者も存在する。実際，自閉スペクトラム症の人たちの一部では，成長とともに固執症状に自我異質性や不合理性の認識を伴うようになる症例も存在するため，かつて考えられていたほど RRB と OCD との区別は明瞭ともいえない。

　以上をまとめ，対人・コミュニケーションの異常の軸と繰り返し行動ととらわれの軸のII軸に沿って AS と強迫スペクトラムとの関係を図 8-2 に示す。

おわりに

　言語発達の遅い自閉症や流暢な発話が可能なアスペルガー症候群のように一見すると多様でも，対人・コミュニケーションの特徴を共通項とした集合体とみなせると考えたウィングの慧眼によって，現在の AS に関する研究の大きな

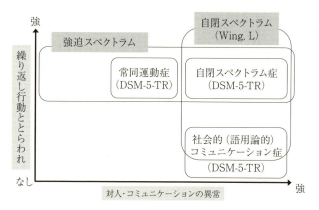

図 8-2　自閉スペクトラムと強迫スペクトラム

流れが作られた。ただし，ウィングが対人・コミュニケーションを上位に置き，RRB をやや副次的な位置づけで考えたのに対し，DSM-5 では両者を独立に出現する可能性のあるドメインと考え，両者が揃った場合のみを ASD（ASD-D）として片方のみみられる場合と別のグループに分類しており，AS の分類の仕方についてはまだ研究の余地がある。また，近年の強迫スペクトラムの研究の進歩によって，かつては全く異質と考えられていた自閉と強迫が，それぞれスペクトラムとしてとらえることによって重なり合いがみえてきたことは，きわめて興味深いことである。

　今後，AS における RRB の位置づけ，非 AS と AS との境界の捉え方，強迫スペクトラムとの関係について，診断学，神経科学，心理学などによる学際的研究が推進することが強く期待される。

第 9 章

自閉スペクトラム症の
コミュニティケアと臨床研究

はじめに

　筆者は，1988 年に医学部を卒業後，すぐに大学医学部附属病院精神神経科で 2 年間研修し，一般精神科を 1 年 3 カ月経験した後，1991 年 9 月に横浜市総合リハビリテーションセンター（以下，「YRC」）に移ってからは，臨床経験の大半を神経発達症の診療に費やしてきた。YRC では，横浜市港北区を担当地域として福祉保健センター，幼稚園，保育園，学校などと密に連携しながら神経発達症の子どもの診断と支援を行うことに明け暮れた。その後，2011年 4 月に山梨県立こころの発達総合支援センター開設に伴って同センターの所長に就任し，3 年間は行政の立場から神経発達症の人たちの支援に関する仕事に関わった。2014 年 4 月からは長野県に移り，大学病院で児童精神科の臨床に従事しながら，医師の養成や県の支援体制整備に携わっている。

　このような経験の中で筆者が行ってきたことを二つの軸で整理すると，「コミュニティケア」と「臨床研究」となる。ここでは，自閉スペクトラム症（Autism Spectrum Disorder；以下，「ASD」）を中心として，筆者の臨床業務のなかで考え，試みてきたコミュニティケアの実践と臨床研究について紹介する。

　なお，本稿では，DSM-5（2013）以前に発表した研究で「自閉症」と表記しているのは，ICD-10 研究用診断基準（1993）の「小児自閉症」または DSM-IV（1994）の「自閉性障害」を指す。それ以外の「ASD」は，ICD-10 および DSM-IV の「広汎性発達障害」または DSM-5（2013）の ASD を指す。

I 臨床から疫学研究へ

1. 知的障害のない自閉症が少なくないことを示した世界初の研究

　カナー（Kanner, 1943, 1944）が11例の症例報告をもとに提唱した自閉症の概念には，1960年代後半〜1980年代にかけてのラター（Rutter）とウィング（Wing）を中心とする研究によって，二つのパラダイムシフトが起こった。ラター（1968）は，自閉症の人たちの対人関係の異常は情緒的な異常ではなく認知機能や言語機能の異常であるという，いわゆる「認知・言語障害仮説」を提唱した。ウィングは，カナーが示した子どもたちほど極端ではなくても，同様の対人関係の異常を示す子どもたちが存在することを指摘するとともに（Wing & Gould, 1979），ドイツ語で書かれていたアスペルガーの論文（Asperger, 1944）を英語圏に紹介して「アスペルガー症候群」の呼名を提唱した（Wing, 1981）。さらにウィングは，自閉症とアスペルガー症候群を二つの典型とする類型概念を総称して，「自閉スペクトラム（Autism Spectrum）」と呼ぶことを提唱した（Wing, 1996a）。自閉症に関するこれらの認識の変化は，IGD-9（1977）およびDSM-Ⅲ（1980）以降の国際診断システムに反映されている。筆者がYRCに赴任したのは，ウィングのアスペルガー症候群の論文がわが国の専門家の間で知られ始め，研究者が知的障害を伴わない自閉症に関心を向け始めた時期であった。

　横浜市で神経発達症の早期発見・早期支援に携わっていたとき，文献の知識やその時代の常識ではなく，自分が見ているものの中にこそ真実があると強く思うようになった。1990年代初頭の常識では，自閉症は有病率が0.05%程度のまれな障害で，その大半が知的障害を伴うと考えられていた。しかし，YRCで一緒に仕事をしていた清水康夫と筆者は，横浜市の現場で自閉症の子どもの割合がもっと多いこと，そして知的障害のない自閉症が従来の想定よりはるかに多く存在することに気づいた。そのことを確かめるために1993年から始めたのが，疫学研究である。横浜市は大都市型の地域支援システムをいち早く構築し，地域で乳幼児健診を受けて把握された子ども全員が特定の療育センターに紹介されて診断と早期療育を受けるという仕組みができていたため，偏りの少ない悉皆調査をするのに好条件であった。この条件を生かして行った調査では，自閉症の出生コホートにおける5歳までの累積発生率を世界で初めて算出

し，知的障害を伴わない自閉症の子どもが当時の常識を超えて多く存在することを初めて実証した（Honda et al, 1996）。この論文は，ラターが2005年に発表した自閉症の頻度に関する研究の総説の中で，優れた研究デザインで行われた当時の代表的な三つの研究の一つに取り上げられている（Rutter, 2005）。

2. 病因研究に寄与する疫学データ

筆者らの研究では，従来の研究で多く求められていた居住コホートにおける有病率のみならず，出生コホートにおける累積発生率を求めた。前者よりも後者の方が病因研究には適しているが，方法論的に算出が難しい。ASDのように致死率が低く慢性的に経過する場合，前者で後者を代用できそうに思われるが，転居などの社会的要因によって両者に差が生じる。筆者らは現在の横浜市港北区，緑区，都筑区，青葉区において，1988～1991年の各年の出生コホートにおける5歳までの自閉症の累積発生率と，それらの年に生まれた子どもたちの5歳時点での各区の居住コホートにおける自閉症の有病率を求めて比較した。その結果，有病率が累積発生率を上回っただけでなく，両者の差が年々広がっていた（Honda et al, 2005a）。当時の横浜市は，神経発達症の早期発見と早期支援が国内の他の地域より進んでいたため，自閉症の子どものいる家庭の転入が促進され，転出が抑制されている可能性があることがわかった。このことからも，病因研究のためには累積発生率を求めることが重要であることが示された。

疫学研究が病因の生物学的研究の基礎データとして寄与できることをASDに関する自験データで示すことになったのが，MMRワクチン（流行性耳下腺炎，麻疹，風疹の混合ワクチン）接種と自閉症との関係についてであった。1998年，ウェイクフィールド（Wakefield）の論文を契機としてMMRワクチン接種が自閉症発症の原因となるという仮説が出され，2000年代前半は国際的に大きな話題となった。日本では1993年4月にMMRワクチンの接種が中止されていたため，筆者らはワクチン接種中止が自閉症の累積発生率に及ぼす影響を調べる疫学調査を横浜市港北区で行った。ちょうどラター先生からも，横浜市におけるMMRワクチン接種中止と自閉症の頻度との関係についてデータはないかと問い合わせがあったので，共同研究者としてデータ解析に協力していただいた（Honda et al, 2005b）。

この研究では，1988年から1996年の横浜市港北区の出生コホートを対象と

して，7歳までの ASD 累積発生率の年次推移を計算した。MMR ワクチンは 1988 年から 1992 年までの出生児を対象に接種されていたが，1993 年の出生コホートからは接種された子どもはいなかった。一方，ASD の累積発生率は 1988 ～ 1992 年の出生コホートより 1993 ～ 1996 年の出生コホートが有意に高かった。増加は IQ の高い群で顕著であり，知的障害を伴う群では有意な増加はみられなかった。MMR ワクチンを接種した子どものいない群で ASD の発生がむしろ多かったことになり，ASD の子どもの大半で MMR が原因であるとはいえないという結果が示された。後にウェイクフィールドらの論文はデータ捏造が指摘され，雑誌から撤回された。

また，この研究では，1993 年以後の出生コホートで 7 歳までの ASD 累積発生率が 1% を超えていた。当時，ウィングが文献考察をもとに ASD の有病率を約 1% ではないかと推定していた（Wing, 1996b）が，その推定をはじめて実証する形になった。

筆者は 2011 年に山梨県に，そして 2014 年に長野県に職場を移した。異動の際には，必ず地域の支援体制の状況を確認し，どこかの自治体で疫学調査を行うことを検討してきた。山梨県では，山梨市で 2006 年度に生まれた子ども 270 人を対象として，小学 1 年生から 5 年生まで神経発達症の診断の年次推移を調べた（金重ら，2020）。ASD の累積発症率は小学 1 年生で 3%，小学 5 年生で 5.6% であった。

長野県では岡谷市役所で 1 歳 6 カ月児健康診査（以下，「1 歳半健診」）を受診したコホートを対象として，継続的な疫学調査を行っている。最初に出した論文では，2009 ～ 2011 年度に生まれて 1 歳半健診を受診した 1,067 人の子どものうち，6 歳までに ASD と診断された子どもが 3.1% だった（Sasayama et al, 2021a）。この研究では，出生時と 1 歳半健診時の体重および頭囲，出生時の母親と父親の年齢も調査して，6 歳までに ASD と診断された子どもとそれ以外の子どもとの比較を行ったが，いずれについても有意な差は認められなかった。体重，頭囲・母親の年齢，父親の年齢は，いずれも ASD の要因となるのではないかとの議論が交わされている指標であるが，特定のコホートからの累積発生率を用いたバイアスの可能性の少ない研究からは，いまのところこれらが原因であることを示す証拠はないと言える。

長野県では，社会的養護施設に入所している子どもたちを対象として，被虐待経験の有無が神経発達症の頻度に影響するかどうかを調べる研究も行った

(Imai et al, 2021)。長野県内のすべての社会的養護施設職員から協力を得て，当時入所していた378名のAQ-JおよびADHD-RSのデータを分析した。入所前に虐待を受けたとの記録が残っていたのは222名であった。虐待を受けた群では受けていなかった群と比べてADHD-RSの多動性・衝動性得点，不注意得点ともに有意に高かったことから，多動性・衝動性，不注意症状を示す子どもたちの一部ではこれらの症状の要因に被虐待経験が関与している可能性が示された。

Ⅱ　コミュニティケアを研究テーマに

　神経発達症の支援は，乳幼児期から老年期にいたるまで一貫した方針のもとで行われるべきであり，医療，保健，福祉，教育，労働の密な連携による包括的なコミュニティケアのシステムづくりが求められる。横浜市で臨床に従事しながら，筆者らは地域の支援体制づくりも研究テーマに取り上げた。1990年代にこれをテーマとして研究している医師はほとんどおらず，前例の少ない作業であったが，その中で考えたスクリーニングのあり方と地域システムのモデルを論文にまとめた（Honda & Shimizu, 2002; Honda et al, 2009）。2011年以降，筆者は横浜市とは全く異なる地域特性の中で臨床に従事し，人口の多い政令指定都市から小規模の町村までさまざまな規模の自治体における神経発達症の支援体制に触れる機会を得た。この経験を生かして，地域特性に応じた地域の支援体制づくりに関する研究を継続して行っている。

1. 高いスクリーニング精度を保証する「抽出・絞り込み法」
　横浜市では，神経発達症の子どもの早期発見と早期支援の地域システムの整備に関わった。神経発達症では，轉異的な生物学的マーカーを用いた早期発見が現在のところ不可能であるため，ごく軽微な段階の症状を行動マーカーとしてスクリーニングを試みることになる。スクリーニングの「早さ」と「正確さ」との間には，二律背反の関係が存在する。すなわち，早く診断すると正確さを欠きやすくなり，正確に診断することを重視すると時期が遅くなる（清水・本田，2012）。
　この問題に対応するため，筆者らは当時横浜市で行っていた神経発達症の早期発見と支援への導入の体制を理論化した。1歳半健診を起点に位置づける場

合，そこでの把握もれに対するフェイル・セーフとして3歳児健診を位置づける。さらに，一回限りの健診の場だけで精度高くスクリーニングすることは困難であるため，最初の健診の段階では神経発達症を含めなんらかの支援ニーズがありそうなケースをすべて抽出し，家庭訪問や電話相談，親子で参加する遊びの教室，臨床心理士による個別の相談などのさまざまな育児支援活動を通して絞り込んでいくというプロセスをとる。このプロセスに，筆者らは「抽出・絞り込み法（Extraction and Refinement Strategy；以下，「E&R法」）」と名づけた（Honda et aL, 2009）。育児に関するさまざまな相談を継続的に行っていくための発端である乳幼児健診を抽出段階，続くフォローアップ活動を絞り込み段階とする。抽出段階は偽陰性を減らすのに有効で，フォローアップ活動は偽陽性を減らすのに有効である。筆者らは，1歳半健診を起点とする「E&R法」により早期発見と支援導入のシステムが，自閉症に対する感度81%（Honda et al, 2005a），神経発達症全体に対する特異度100%（Honda et al, 2009）であることを示した。「育児支援」という枠組みを明確にもつことにより，親の精神保健への配慮が可能となり，高い倫理性と精度をもって神経発達症の早期発見を行うことができる。

2. 地域支援体制整備のための「Q-SACCS」

　横浜市で神経発達症のシステムづくりを行ってきた筆者らは，早期発見から早期支援につなぐコミュニティケアのシステム・モデルを考案し，「DISCOVERY」という呼称をつけた（Honda & Shimizu, 2002）。縦割りの組織で構成されるわが国の公的サービスでは，連携が保障されにくい。行政が描くいわゆる「ポンチ絵」は，往々にして組織中心の構図となっている。組織は四角や丸などの図形として描かれ，図形の中に名称が書かれている。しかし，連携はベクトルのように矢印1本で，横に「連携」の文字が書かれているだけであることが多い。行政において連携は，誰がどこの場で行うかが明示されないままに，現場の実務担当者の誰かが自主的に行うことを期待されているのが現状である。地域システムづくりにおいて本気で連携を考えるのであれば，システム図の中でベクトルでなく四角や丸といった面積のある図形として連携を記載するとともに，どのような法制度上の根拠に基づいた何という事業で，どの組織あるいは職種が担うのかを明記し，連携という機能を専属で担う人を配置しなければならない。

DISCOVERY は，一貫した支援を保証するために，「発見」と「診断」との間，および「診断」と「療育」との間にインターフェイスを設置し，連携の円滑化，緊密化を固有の役割とするというモデルである。幼児期では，診断と評価が未確定である，療育への親の動機づけが難しい，などの理由で，診断から療育へのスムーズな移行が困難であることがしばしばある。そこで，早期支援を二つのステップに分け，診断・評価の精緻化と親への動機づけを目的とした短期間の療育の場を「オリエンテーション・プログラム」として初診の後に設置した（Honda & Shimizu, 2002；清水・本田，2012）。子ども向けの早期療育のほかに保護者支援に重点を置いたプログラム，幼稚園や保育所のインクルージョンをメインとする子どもたちと，その場となる園を対象としたインクルージョン強化支援プログラムを開発し，これをインクルージョンの場との共時的インターフェイスとして位置づけた。

DISCOVERY は地域によらない汎用システム・モデルであり，原理としての意義は高い。しかし，原理に汎用性があっても，それを各地域で実現するためには具体策が必要であり，そのためには地域の特性を十分に分析しなければならない。人口規模，自治体の経済状態，住民の社会経済階層，専門の支援者を養成する教育機関の有無などのさまざまな要因によって，具体策には共通点と相違点が生じてくる。筆者は山梨県に移ってから，そのことを痛感した（本田，2012）。政令指定都市などの大都市では，障害児を対象とした公的な療育センターを建設し，そこに専門家を集約して密な支援を提供するというスタイルをとるのが一般的である。これに対して，人口の少ない小規模の市町村では，療育センターを建設せず，通常の幼稚園や保育所における インクルージョンを中心とした支援に比重が置かれている。このような相違について，筆者は地域の特性に応じた支援という視点が必要であるとの認識を強くもつようになった。筆者は，山梨県および長野県で支援体制づくりを考えながら，厚生労働科学研究で全国の自治体がそれぞれの地域特性に応じた支援体制を整備していくための検討を行ってきた（本田，2016a，2018，2020a.2020b，2022a）。そのなかで開発したのが，「発達障害の地域支援システムの簡易構造評価：Quick Structural Assessment of Community Care System for neurodevelopmental disorders（Q-SACCS）」という地域診断ツールである（本田ら，2017）。

多くの政令指定都市や中核市では，法定の児童発達支援センターを拠点とした早期療育を行うとともに，診療や地域連携を行っているところが多い。一方，

小規模自治体の場合，中度〜重度の知的障害の子どもたちを受け入れる単独の児童発達支援センターがあるかどうかというところである。知的障害のない神経発達症の子どもに対しては，市町村の保健師と地域の医療機関が連携しながら発見と診断を行い，地域の幼稚園・保育園でインクルージョンしていくしか方法がない。そこで，地域の幼稚園・保育園がインクルージョンを強化できるよう支援していくためのプログラムが必要となる。また，各市町村に高度な専門性のある機関を設置することは困難であるため，県（圏域）の基幹となるセンターを設置するなどの工夫が必要となる。

筆者は，「日常生活水準の支援」（「レベル1」），「専門性の高い心理・社会・教育的支援」（「レベルⅡ」），「精神医学的支援」（「レベルⅢ」）からなる三階層モデルによる支援システムづくりを想定した。レベルⅠの支援を担うのは，乳幼児期は市町村の母子保健や保育・幼児教育であり，レベルⅢの支援を担うのは，神経発達症の診療を行える医療機関である。専門的支援に関する現場の主役は多くの場合，レベルⅡの支援であり，これを担うべき機関やスタッフを特定したシステムづくりが必要である。

これらの考え方をもとに，筆者は地域における支援システムを図示するための雛形を作成し（本田，2014; 本田，2016b），それをもとにしてQ-SACCSを開発した。基礎自治体の支援体制をQ-SACCSを用いて点検することで，各自治体の取り組みの強みや特色を確認できるとともに，課題を明らかにして新たな事業の創出や取り組み開始の根拠が明確になる（今出，2021）。2022年には，Q-SACCSのマニュアルの冊子とウェブサイト（http://q-saccs.hp.peraichi.com/）を作成し，冊子は全国の基礎自治体等に送付した（本田，2022a）。

Ⅲ　新しい研究の展開

1. 悉皆的疫学研究を土台にした長期追跡研究

横浜市の疫学研究は，現在次のステージに入っている。前述のMMRワクチン接種とASDとの関係を調べた研究では，1988〜1996年に横浜市で出生した子どもにおけるASDの7歳までの累積発生率を調べた（Honda et al, 2005b）。筆者らはYRC発達精神科の岩佐光章らのチームと共同で，このときに把握した子どもたちを全員が20歳を超えたところで追跡調査し，データベースを作成した（Yokohama Longitudinal ASD Birth Cohort Study, 以下

「Y-LABiC スタディ」）（Iwasa et al, 2022）。横浜市港北区における 1988 ～ 1996 年の出生コホートにおける 7 歳までの累積発生率調査で特定された 278 名のうち 170 名（平均年齢は 24.6 歳）から調査協力の同意を得て，成人期の総合的な社会的機能（仕事，住居など自立の度合い，友人関係などをもとに評価）および社会参加や日常生活の実態について，本人または家族への面会によるインタビューを行った。

参加者の心理社会的転帰の内訳は，海外の長期追跡研究よりも転帰が良い人の割合が多い結果となった。大多数の人が仕事と教育（参加者全体の 96.4%），スポーツ（82.1%），余暇活動と趣味（98.8%）に参加しており，日常生活で家事やセルフケアを行っている人の割合は年齢と居住地を統制した一般の人たちと同程度であった。5 歳時の IQ が 50 未満の人は，それ以外の人より転帰が不良であったが，IQ50 以上では IQ による転帰の差はみられなかった。

調査に参加した ASD の人たちの多くは，住居の確保や就労における完全な自立は困難であっても，地域での社会参加や家事およびセルフケアに従事できていた。就学までに出生コホートの疫学調査で把握された ASD の人たちを成人期まで長期追跡調査するという Y-LABiC スタディの研究デザインは，できるだけ調査対象の偏りを少なくした信頼性の高い手法をとっているという点で，国際的にも類をみないものである。今後，このデータベースから，偏りの少ない悉皆調査で把握された ASD の子どもたちの予後に関する多くの情報が得られることが期待される。

2. 全国の診療データベースを用いた疫学研究

平成 30 ～令和元年度厚生労働科学研究「発達障害の原因，疫学に関する情のデータベース構築のための研究」（研究代表者：本田秀夫）のなかで，篠山大明が中心となって全国の診療データベース（National Data Base，以下「NDB」）を用いた ASD 診断の実態調査を行った（Sasayama et al, 2021b）。2009 ～ 2016 年度に出生し，2009 ～ 2019 年度に ASD と診断された児童について，性別，診断時の年度および年齢，診断を受けた医療機関の所在都道府県名に関する情報を NDB から抽出した。2009 ～ 2016 年度に出生した子どものうち，313, 353 名（男児 236, 386 名，女児，76, 967 名）が 2009 ～ 2019 年度に ASD と診断された。2009 ～ 2014 年度に出生した子どもの 5 歳時における自閉スペクトラム症の生涯累積発生率は 2.75% であり，出生年度ごとに増加

している傾向を認めた。都道府県別に見ると，5歳時におけるASDの累積発生率は0.9〜7.9%（中央値2.4%）と幅があった。

この累積発生率は，医療的診断に基づくASDの発生率としては世界的にも高い数値であり，日本における診断感度の高さを示唆している。一方で，地域差が大きいことからは，医療や支援へのアクセスの違いなどの要因も発生率に影響を与えている可能性が考えられた。

3. 幼稚園・保育園において発達が気になると担任が考える子どもの実態調査

筆者らは，長野県と山梨県にある924の幼稚園と保育所に調査協力を依頼し，協力すると回答をいただいた園に対して，2020年度の3歳児，4歳児，5歳児の子どもたちを対象とする調査票を送付した。206の幼稚園・保育所から10,354人の子どものデータが得られた。このうち457名（4.4%）がなんらかの神経発達症と診断され，診断情報を保護者が担任と共有していた。しかし，1,274人（12.3%）の子どもたちについては，担任は子どもたちの発達に気になるところがあると感じていたが，診断情報（診断の有無も含めて）について保護者と共有していなかった。これらの1,274人の子どものうち，775人（60.8%）では担任が子どもの発達に関する懸念を保護者に伝えておらず，その理由は，①子どもの発達の問題について担任が保護者と話せていない（n = 119），②神経発達症の特性があるかどうか微妙で担任も迷っている（n = 360），③保護者がまだ問題に気づいていない（n-296），などであった（Honda et al, 2024）。

幼稚園・保育園の3〜5歳児の担任は，担当する子どもの少なくとも6分の1について神経発達症の診断を把握しているか，発達に懸念を抱いていた。また，担任が子どもの発達に懸念を抱いていても，その懸念を保護者と共有していないケースが多く存在していることが示された。現場では以前から課題と考えられていることであるが，大規模な調査による数値が示されたことは，意義がある。

Ⅳ　今後の展望

　今後の臨床と研究の進むべき方向について，私見を述べる。

　まず，Y-LABiC スタディに代表されるような悉皆的疫学研究で把握された
ケースの長期追跡研究の促進が必要である。世界各国で同様のデザインによる
研究が活性化されれば，ASD に関する生物学的研究の基礎となる実態がより
明らかになると思われる。

　このような研究が進むと，ASD を疾患モデルから変異（バリアント）モデ
ルとして捉える方向へのパラダイムシフトが促進されるのではないかと思われ
る。すでに近年，「ニューロダイバーシティ（neurodiversity）」（Armstrong,
2011），「ニューロトライブ（neurotribe）」（Silverman, 2015）などと表現す
る考え方への共感的な立場を示す人たちが増加している。生物学的なバリアン
トが病気／障害であるか否かは，生活上の支障や生命の危機をもたらすか否か
によって判断される。その判断を分かつのは，症状の強度だけではない。その
特徴をもつ人が帰属する社会集団との違和感や，社会参加の困難さも関連して
くる。個人とその人が帰属する社会集団との関係が良ければ，必ずしも障害と
して対応しなくてもすむ可能性もある（本田，2022b）。

　その意味でも，多様性に配慮した共生社会への意識が進み，幼稚園，保育園，
学校，職場のインクルージョンが促進されることが求められる。知的障害を伴
わない神経発達症の子どもたちのほとんどは通常の幼稚園・保育園に通い，通
常の学級に就学する。いまや神経発達症の子どもの支援の主たる場は通常の幼
稚園・保育園，そして通常学級である。このような事情を反映して，文部科学
省では，近年「多様な学び方」「個別最適の学び」などのスローガンのもとで
個別の特性に応じた教育のプランニングの重要性を強調するようになっている。
しかし，現場の職員，そして何よりも子どもの保護者たちの多くが旧態依然と
した集団一斉指導のみによる一律の教育という固定観念を払拭できていないの
が現状である。そこで筆者らは，保護者や子どもに関わる業務に従事する人た
ちが個々の子どもの特性に応じた育児や教育を行うのが当然であるという価値
観を共有し，来るべきユニバーサルデザイン化された育児と教育の文化へと視
点を変換できるためのスマートフォン用アプリ「のびのびトイロ」（https://
toiroapp.com/）を開発し，普及に努めているところである。

おわりに

「Think globally, act locally.」という言葉がある。地球規模のビジョンを持ちながら，地域で着実に行動するという意味である。神経発達症の臨床家はこの意識を強く持つ必要があると筆者は常々考えている。

YRC に所属していた 1990 年代からの 20 年間，筆者は地域の幼稚園・保育園，学校，福祉保健センターなどと頻繁に連絡をとりながら，神経発達症の診療と支援に没頭した。一時は担当していた横浜市港北区内にある 30 の小学校すべての特別支援学級のどこに誰が通っているかをほとんど把握するほど，地域にどっぷりとつかっていた。これはとても貴重な経験であった。長期にわたり一つの場所に腰を据えて臨床にあたったことで，現場の最前線で偏りのない経験を積むことができた。また，多くの子どもたちを成人期に達するまで継続してフォローできたことは，大きなやりがいにもつながり，かつ他では得られない経験となった。このような地域での行動を積み重ねながらも，神経発達症，なかでも ASD とは何かを考え続け，国際的に貢献できるようなデータを出していければとも考えてきた。

臨床研究の発端となる気づきは，臨床家にしか捉えられないものがあると筆者は考えている。たとえインパクト・ファクターの高い雑誌に掲載された論文であっても鵜呑みにせず，臨床現場で育まれた筆者の実感をもとに臨床研究を進めてきたことが，結果的には正しかったと思っている。MMR ワクチン論争がまさにそうであった。臨床研究は，実験室のデータのようにきれいに条件を統制することが難しい場合が多いが，それでも研究デザインを工夫し，臨床家にしか示せないデータを導き出すことが重要であると思う。

地域で良質な臨床と研究を行うためには，行政との連携が不可欠である。行政と連携しながら研究を進めることによって，地域の支援体制が点検され，母子保健・医療・福祉，教育の支援のレベルアップに寄与できる。地方大学が地域の行政と協力して疫学研究を行うことは，学術的と行政的の両面からきわめて意義がある。

臨床家が日々の臨床から得る着想を仮説にし，エビデンスにしていく一つのあり方として，疫学とコミュニティケアを柱とした臨床研究が全国各地で根づいていくことを願う次第である。

第 10 章

早期の症候と経過から注意欠如多動症(ADHD)の臨床的意義を考える

はじめに

　現在，注意欠如多動症（以下，「ADHD」と略）に対するわが国の精神科医の関心はきわめて高い。その背景に，メチルフェニデート（methylphenidate）およびアトモキセチン（atomoxetine）が国内で相次いで認可されたことの影響があることは確かであろう。従来，児童・思春期精神医学の領域の多くにおいて精神科医は，診断はともかくとして，ことケアに関しては教育や福祉の脇役の座に甘んじざるを得なかった。今般，薬物療法が正式に認可されたことに至り精神科医の役割の高まりが期待されるのは当然であろう。児童期や思春期を専門としない精神科医にとっても，薬物療法であれば日常診療のなかでADHD の治療に携わることが可能かもしれないとの認識が広がっていると思われる。このような状況において，ADHD という診断概念の臨床的意義について改めて検討しておくことはきわめて重要である。筆者らは横浜市において，乳幼児健康診査（以下，「健診」と略）を拠点とした発達障害（神経発達症）の早期発見と早期介入のコミュニティケア・システムのモデル開発に従事してきた。本章では，筆者らが携わってきた早期発見・早期介入の臨床において可能となった早期の症候と経過の観察データをもとに，ADHD の診断分類に関する問題提起を試み，今後の診断概念とその分類に関する展望を述べる。

I ADHD の診断概念

1. 成り立ち

　ADHD 概念の成り立ちは，シュトラウスとレーチネン（Strauss & Lehtinen, 1947）による「脳障害児（brain-injured child）」の研究まで遡ることができる。彼らは，脳障害の結果が知能や行動面にあらわれる子どもたちの存在を想定し，これを脳障害児と呼んだ。その行動特徴として彼らは多動，情緒不安定，知覚の障害，衝動性，被転導性，保続傾向など成人の器質性脳症候群との共通の特徴を挙げた。彼らが提唱した概念は，その後「微細脳障害（Minimal Brain Dysfunction：MBD, Clements, 1966）」の名のもとに医学臨床の場で広く用いられるようになった。この概念は，行動，認知，情緒，学習能力，神経機能といった多岐にわたる領域の障害をすべて包括したものであった。それゆえ，この概念に対しては異なる理論的立場からさまざまな呼称が与えられた。たとえば「微細大脳損傷症候群（syndrome of minimal cerebral damage；Knoblock & Pasamanick, 1959）」とは，「周生期における障害の連続体（continuum of reproductive casuality）」という病因に関する周生期障害モデルの仮説に基づいた名称であり，「不器用児（clumsy child；Gubbay, 1975）」は神経学的異常に着目して失語・失認・失行を障害モデルにとり，「多動児（hyperkinetic child；Eisenberg, 1966）」は，行動的症候の側面に焦点を当てており，「学習障害（learning disabilities；Kirk, 1962）」は認知と学習の問題に対して教育的アプローチを発展させる立場を強調した教育概念であった。

　1980 年の DSM-Ⅲ の出版は，この問題に対して精神医学からの一定の方向性を打ち出した。DSM-Ⅲ では，MBD の主たる側面である行動異常について，病因論を棚上げにした形で現象記述的に「注意欠陥障害（Attention Deficit Disorder：ADD）」概念を診断の第Ⅰ軸に規定した。その一方で学習の障害とその近縁の障害に対しては「特異的発達障害（Specific Developmental Disorders：SDD）」の総称のもとに第Ⅱ軸のなかに下位分類している。このように，DSM-Ⅲ において MBD 概念は解体された。この流れはその後も大筋において引き継がれ，DSM-Ⅳ-TR では，それぞれ「注意欠如／多動性障害（Attention-Deficit／Hyperactivity Disorder：ADHD）」および「学習障害（Learning Disorders：LD）」の呼称が用いられている。ただし，DSM-Ⅳ-TR では ADHD,

LD ともに第Ⅰ軸となっている。ICD-10 では，細かい定義においては若干異なるものの，ADHD に対応する診断概念として「多動性障害（hyper-kinetic disorder）」が，LD に対応して「学習能力の特異的発達障害（specific developmental disorders of scholastic skills）」が設定されている。

2. 診断のヒエラルキー

　DSM-Ⅳ-TR における ADHD の位置づけに関する特記事項の一つに，「広汎性発達障害（Pervasive Developmental Disorders：PDD）」との関係において設定されたヒエラルキーがある。自閉症の概念は，カナーの詳細な症例報告に端を発し，DSM-Ⅲ ではこの概念にほぼ忠実に沿った形で定義された「乳幼児自閉症（infantile autism）」が採用された。その後，DSM-Ⅲ-R では「自閉性障害（autistic disorder）」を中核としながらも，症候や経過において非定型な概念をも含みこんだ上位概念として PDD 概念が初めて登場した。DSM-Ⅲ では乳幼児自閉症と ADD との関係については何も言及されていなかったが，DSM-Ⅲ-R では ADD の診断に際しては PDD が除外されることが条件として付されるようになった。DSM-Ⅳ-TR における ADHD にも，同じ除外条件が付されている。なお，ADHD と LD，PDD と LD は併記可能である。ICD-10 の多動性障害も同様である。これらの診断分類においてこのような条件が付されるに至った経緯とその根拠については，明記されていない。

Ⅱ　乳幼児健康診査を用いた ADHD の早期発見

1.「抽出・絞り込み法」

　わが国では高い受診率で乳幼児健診が実施され，神経発達症の早期発見の場として各地で運用されている。これを活用できれば，神経発達症の早期の症候と経過に関して専門家の直接観察データによる前方視的研究が可能となる。早期発見においては，一時点だけで観測（たとえば集団スクリーニングなど）をして疾患や障害の有無を予測すると，多くの偽陰性と偽陽性とを生じるという問題を避けがたい。この問題に対して，次のような解決法が考えられる。すなわち，健診ではわずかでも神経発達症の可能性のある子どもをいったんやや多めに把握し，そこから神経発達症ではないと思われる子どもを除外するために一定期間フォローアップを行うのである。このような「抽出・絞り込み法

（Extraction & Refinement Strategy：E & R法；Honda et al, 2009）」を用いることにより，抽出段階では偽陰性例を最小に，絞り込み段階では偽陽性例を最小にすることが可能となる。

　横浜市では，乳幼児健診を起点とした育児支援活動を福祉保健センターの業務に位置づけており，健診で把握された子どもたちの健康状態や発達に関して継続的に観察しながら保護者の育児にかんする相談にのっていく。これが，E & R法の実践の場として機能している。神経発達症の子どもたちは，親にとっては幼児虐待を含むさまざまな育児上の相談ニーズが生じやすいハイリスク群であるため，「育児支援制度」という公的枠組みを明確にもつことにより，高い倫理性のもとで精度の高い神経発達症の早期発見が可能となる。事実，この仕組みを用いることによって，小児自閉症（ICD-10）に対するスクリーニング感度は81％（Honda et al, 2005a），神経発達症に対する特異度（神経発達症ではない子どもが専門機関に受診せずにすむ割合）は100％（Honda et al, 2009）という高い精度が得られている。

2. 1歳半健診を起点とした悉皆調査

　筆者らは1歳半健診を受けた子ども3,036名からなるコホートを対象として，1歳半健診を起点とした神経発達症に対するスクリーニングの結果とその後の確定診断との関係について調査した（Honda et al, 2009）。ここでは，この調査のデータをADHDの早期の症候と経過を中心に分析した。

　この健診までになんらかの疾患や障害をすでに診断され治療中の子どもを除くと，1歳半健診の時点で疾患や障害が何も判明していなかったのは2,814名であった。このうち，1歳半健診により把握された子どもは402名（14.3%），絞り込み段階を経て神経発達症と診断された子どもは19名（0.7%）であった。1歳半健診で把握されなかった2,412名のうち，後に神経発達症と診断された子どもは4例であり，計23例（対象の0.8%）が神経発達症と診断された。

　23例のうち6歳以降までフォローアップして診断が確定したのは，自閉性障害が4例，その他のPDDが9例，ADHDが2例，LDが1例であった。6歳以前に転出した症例が，ADHDで1例，自閉性障害で1例，精神遅滞で2例あった。ADHDのみ，疑診の段階で受診が中断してしまった例が3例あった。6歳以降までフォローされてADHDの診断が確定した2例はいずれも知能が境界知であり，一方ADHDが疑われながら5歳までに中断した3例のう

ち2例は正常知能であった。

対象児2,814名における自閉性障害の発生率（7歳までの累積発生率）は，人口1万人あたり17.8であり，このコホートにおける自閉性障害はもれなく把握されていると考えられた。しかし，6歳以降にADHDの診断が確定した例は2例であり，7歳までの累積発生率は1万人あたり7.1であった。5歳までに一度はADHDを疑われたことのある例を全部あわせても9例で，発生率は1万人当たり32.0であった。DSM-IV-TRでは，「学童期におけるADHDの有病率は3〜7％」との記載があり，これと比べると本調査の結果はきわめて低い数値を示していた。

次に，発達障害23例の診断の推移を調べた（図11-1）。PDDでは，幼児期から6歳以降まで診断が安定していた。確定診断がADHDであった2例は，いずれも幼児期にいったんは精神遅滞とのみ診断された後でADHDの診断が追加された。一方，幼児期に一度はADHDと診断されたものの，学童期にはADHD症状が消失してLDと診断された症例が1例あった。また，確定診断はPDDながら，ADHD症状も示す例が3例あり，うち2例は幼児期まではADHDとのみ診断されていた。5歳代までに一度はADHDと診断され，6歳以降までフォローできた症例が5例あった。その内訳は，ADHD症状が消失して診断がLDとなったものが1例，あとの4例はADHD症状が持続していたものの，純粋なADHDは2例だけであった。残る2例はPDDと診断されていた。特記事項として，幼児期にADHDが疑われた症例のなかだけに，疑診の段階で受診が中断されたケースが3例いたことが挙げられる。

III　ADHDの臨床的意義とは何か？

1．ADHDの早期の症候と経過に関する仮説

上記の結果から，幼児期におけるADHDの症候と経過に関して，三つの仮説が考えられる。一つめは，「幼児期のADHD症状は一過性に経過することが多い」という仮説である。幼児期の子どもに不注意，多動，衝動性がみられることは決して珍しくない。しかしその多くは，年齢が上がるにつれてこれらの症状を示さなくなり，7歳以降になっても収まらない子どもは例外的になる。この場合，早期発見を試みても偽陽性例が多くなる。とくに知的な遅れのない子どもではこの傾向が強いと思われる。知的発達症およびPDDの群には中断

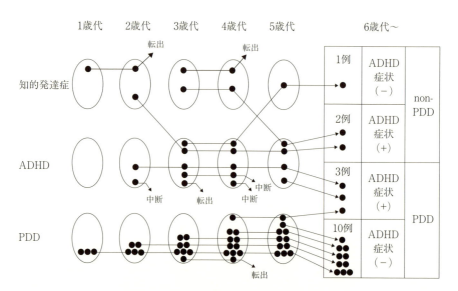

図 11-1　神経発達症 23 例の診断の推移

例がなかったのに対し，ADHD の群にのみ中断例が多いということが，この仮説の根拠になる。

　仮説の二つめは，「幼児期に ADHD を疑われる症例のなかには，ASD がかなり含まれている」というものである。知的な遅れのない例にとくにあてはまると考えられる。このような症例では，幼児期には ADHD 症状の方が前景となり，ASD の症状があまり顕在化せず，観察の閾値以下になっている可能性がある。子どもが幼稚園や保育所の集団生活に参加するようになって初めて PDD 症状が明らかになってくる。さらに年齢が上がるにつれて ADHD 症状が軽快して ASD の症状が主たる問題となる場合もあれば，どちらの症状も学齢期以降に残存する場合も少なくない。近年，ADHD 症状を伴う ASD の症例は決して稀ではないことが指摘されていることは，その裏付けとなる。

　仮説の三つめは，「純粋な ADHD は実は，稀な障害である」というものである。これは，二つめの仮説とも密接に関係する。DSM-IV-TR や ICD-10 において，PDD と ADHD との間にヒエラルキーが設定されていることはすでに述べた。PDD 症状にたいする臨床家の感度が向上してくると，わずかにでも PDD の特徴が認められる症例は PDD と診断されるため，PDD を完全に否定できる症例にたいしてしか ADHD と診断されなくなる。実は，そのような純

粋な ADHD は，少なくとも臨床の対象となることは稀なのかもしれない。

2. 診断分類における ADHD の位置づけの見直しを

　ADHD とは，かつての MBD 概念が病因論を棚上げした形で解体され，現象記述的な診断概念の一つとして提起されたものである。しかし，その現象記述の切り口である不注意，多動，衝動性の組み合わせをもって一つの症候群とすることは，十分な妥当性に欠けるのかもしれない。これらの症状は，あれば表面上は前景に立ってみえる。しかし社会適応を損なう真の要因は，これらの症状そのものではなく背景にある ASD 特有の対人交流やコミュニケーションの異常である場合が，実際にはかなり多い。逆に ASD の人に不注意や多動があると，不適応を助長すると考えられる。このように考えると，診断のヒエラルキーを設定して「純粋な ADHD」を想定するよりも，ASD など他の障害による不適応を重篤化する修飾因子としての位置づけを付与しておく方が臨床的には有用であろう。※

おわりに

　早期の症候と経過に関する研究から，ADHD の概念と診断分類上の位置づけが改めて見直される必要のあることが示された。本研究から導き出されたこれら三つの仮説は，まさに現行の ADHD 概念そのものをあらためて問い直すものである。今後の研究は，ADHD という概念と診断分類におけるその位置づけについて，再整理するところから始める必要がある。これは，ADHD のみならず発達障害の臨床と研究全体にとっても重要な課題となる。

※ DSM-5（2013）において，自閉スペクトラムと ADHD との間の診断ヒエラルキーが廃止されたのは，このような臨床上のニーズが反映されたものと思われる。

第 11 章

アスペルガー症候群の影と光

はじめに

　アスペルガー症候群は，1980 〜 2000 年代の精神医学における主要なトピックの一つであったといっても過言ではない。アスペルガー症候群は，臨床の場に現れたときの困難さが強調されがちである。一方，筆者らが早期介入の段階から関わっているアスペルガー症候群の人たちの多くは，そのような困難に直面せずにすんでいる。早期診断，早期介入の重要性が説かれる所以である。本稿では，アスペルガー症候群にこのようないわば影と光の側面があることを指摘し，アスペルガー症候群の臨床のあり方および今後の精神医学の方向性について論じる。

I　アスペルガー症候群概念提唱の経緯

　1944 年，アスペルガー（Asperger H）は，4 例の症例報告とともに「児童期における自閉的精神病質」という概念を提唱した。これとは独立に報告されたカナー（Kanner, 1943）の「早期乳幼児自閉症」との違いについて，アスペルガー自身は「自閉的精神病質のほうが軽症であり，精神病ではなく精神病質の範囲内と捉えられ，幼児期までには言語の発達経過に遅れがない」と主張した（Asperger, 1979）。
　ドイツ語で書かれたアスペルガーの論文は英語圏では長いあいだ注目されなかった。1981 年にウィング（Wing）が「アスペルガー症候群」の名称を冠し

て紹介して以来，アスペルガー症候群は英語圏で急速に注目され，その後の四半世紀にわたって児童精神医学のみならず広く精神医学の臨床と研究における大きなテーマとなってきた。

アスペルガーが記載した特徴は，次のようにまとめられる。すなわち，視線を合わせずに会話をする，表情や身振りに乏しい，不自然な抑揚，独特な言い回しや言語新作がみられる，狭く限られた領域における突出した知識や才能を有する，社会的孤立，感情的交流の欠如，不器用，ユーモアがわからない，という特徴である。ウィングはこれに独創性および真の想像的遊びの欠如を追加した。基本的にはアスペルガーの記載に沿いながらも，自らの臨床経験をもとに若干の修正を加えた。すなわち，独創性および真の想像的遊びの欠如を特徴として追加するとともに，幼児期までの言語発達における遅れの有無を問わないとした。カナーの「早期乳幼児自閉症」との関係についてアスペルガー自身は，自閉的精神病質のほうが軽症であり，精神病ではなく精神病質の範囲内と考えたのに対して，ウィングはアスペルガー症候群を自閉症と一連のスペクトラムを形成するものと考えた。ウィングがアスペルガー症候群と敢えて命名したのは，主として学齢期以降に自閉症とは異なる形で社会不適応が顕著になることを強調するためであった（Wing, 1986）。

Ⅱ　「影」の側面から注目されたアスペルガー症候群

ウィングによるアスペルガー症候群概念の提唱は，英語圏の精神科医たちのこの症候群への関心を高めた。その注目点は，主としてアスペルガー症候群の人たちが示す深刻な不適応であった。ウィングの論文が出された直後の1980年代の英国では，アスペルガー症候群の思春期以降の人たちによる奇異な動機にもとづく反社会的行動の症例報告が相次いだ。たとえば，71歳のガールフレンドへの暴力が問題となった21歳男性（Baron-Cohen, 1988），放火癖の出現した16歳男性（Everall & LeCouteur, 1990）などである。

わが国でも，これより約10年遅れて同様の問題が広く一般の注目を集めた。また，アスペルガー症候群の人たちの多くは，むしろ周囲の無理解や誤解のためにいじめや犯罪の被害を受けやすく，不登校やひきこもりに追い込まれる症例や，他の精神障害を併せ持つ成人例が多数存在することが指摘されている（杉山，2008）。これらの症例では，治療がきわめて困難であり，アスペルガー

症候群は成人の精神科臨床における重大な問題の一つとなっている。

Ⅲ　アスペルガー症候群の「光」の側面

　一方，アスペルガーの1944年の論文には，次のような記載がある。彼は，このような特徴を持つ症例を200例以上観察し，10年から30年にわたって経過を追った例もある，と述べた上で，知能が平均以上の人たちの場合，成人期には抜群の職業上の成果が期待でき，これにより社会参加が可能であった例を多数経験している，と述べているのである。アスペルガーの論文を英訳したフリス（Frith, 1991）の注釈によれば，この記載は第二次大戦中にナチスの恐怖政治が障害者の殺戮にまで拡大することの恐れによるものであり，アスペルガーの1952年の原稿では，そのような経験が非常に例外的であると記述が変えられているとのことである。しかしいずれにせよ，成人期に社会参加が可能であった事例を，アスペルガー自身も経験していたことは事実である。

　筆者らは，発達障害の早期発見と早期介入のコミュニティケア・システムに長く関わっており，幼児期からフォローアップして青年期に達したアスペルガー症候群の人たちを経験している。その中には，社会適応の良いケースも少なからずいる（第13章）。こうしたケースの存在を知ると，社会人として普通に生活している一般の人たちの中にも，アスペルガー症候群の特徴を有する人たちが存在することに気づく。筆者の身近な知人にもそのような人たちがおり，中には自ら「自分もアスペルガー症候群だと思う」と述べてくる場合すらある。本人や周囲の人が社会生活でとくに困っていなければ診察をすることはないが，参考のために生育歴を聴取させてもらうと，たしかにアスペルガー症候群と診断できる場合も少なくない。その人たちは，アスペルガー症候群の特徴をもちながらも特別な介入は何ら受けることなく成長し，社会適応できている。

　彼らに共通するのは，成人した現在でもアスペルガー症候群の特徴が残っていることである。雑談はあまり好まず，自分に関心のある話題に限局しがちである。関心のない話題ではあまり周囲に合わせようとせず，興味がないことが露骨にわかってしまう。関心のある活動には他者の目を気にせずに熱中する。でも社会参加は十分に可能な状態である。彼らは自分の個性に合った職業に就き，無理のない生活スタイルを身につけている。自覚的に不安や抑うつを呈することが少なく，周囲からみると社会的に逸脱しない。自分の対人関係のとり

方が器用ではないことを自覚している場合が多いが，そのことにあまり重きを置いていないので気にならない。逆に，仕事や趣味などに打ち込める自分の個性をよしとしていることも少なくない。筆者にとって印象的であったのは，そのような人の一人が自分の人生訓について次のように語ったことである。コンピュータ関係の仕事をしているその人は，「人と違うことをやるべし。でも，社会のルールは守らなければならない」ということを自分のモットーにしているとのことであった。

IV　症状の階層性

アスペルガー症候群の症状には三つの階層が想定できる（清水，本田ら，2005）。まず，根底に想定される心理的機序を一次症状とする。マインドリーディング能力の獲得の異常や共感性の異常など（Frith, 2003）が一次症状として想定される。これらの心理的機序によって発現してくる行動的徴候を二次症状と考える。対人交流の質的異常などがこれに相当する。これらの二次症状が存在することによって，日常生活においてさまざまな衝突や葛藤が生じる。それらが放置されたまま，あるいは不適切な対応がなされたまま経過すると，思春期前後より不登校，ひきこもり，反社会的行動などの不適応状態をしばしば呈する。抑うつや不安などの病的体験を併発する例も少なくない。これらを三次症状とする。

この視点からみると，近年の成人の精神科臨床で深刻な問題となっているのは三次症状が固定してしまってからはじめて精神科を受診するアスペルガー症候群の人たちである。三次症状への事後介入は，芳しい効果を挙げにくい。一方，社会参加を果たしているアスペルガー症候群の人たちは，三次症状はほとんどみられない。一次症状，二次症状は有しているが，それらがむしろ適応的に活用されている。つまり，早期介入によって一次症状，二次症状は適応的な形にできるのかもしれない。これは，症状のレベルでは残存していても社会適応の障害が予防されるという意味で，予防的介入であると考えられる。

V　非定型発達をどう考えるか？

従来の精神医学において「発達」は，認知と情緒の二側面から捉えられてい

た。認知発達は，かつてはその速度のみが議論されたが，自閉症や ADHD などのように速度のみでは捉えにくい，いわば質的な歪みと考えられる異常の存在が明らかとなってきた。情緒発達については，乳幼児期の母子関係を中心とする環境因が重視され，劣悪な環境因のもとでは本来の子どもの発達が歪められると考えられた。いずれにせよ，子どもには何らかの「定型発達」が存在するとの前提があり，そこから逸脱した「非定型発達」が治療の対象である，という図式が存在している。

　ここで問題となるのは，「非定型発達をなるべく定型に近づけることが唯一の治療戦略である」とアプリオリに考えていないか，ということである。アスペルガー症候群の特徴をもちながらも適応の良い成人の人たちをみると，アスペルガー症候群の特徴を積極的に活用しているように思える。非定型であることは，本来は価値中立的である。それは，たとえ生物学的に定型と異なっていても，である。しかし，社会構造はどうしても多数派である定型の人たちを中心に形成されてしまうため，非定型の人たちはときに社会的ハンディキャップを背負うリスクが高まる。そのときに，非定型であることを否定し，定型に近づけることをもってその人の唯一の治療法とみなすべきではない。むしろ，非定型の人たちでも適応しやすくなるよう環境側の調整を試みることも重要であろう。この問題は，たとえば利き手の問題をアナロジーとして考えてみるとよりわかりやすい。利き手は生物学的に規定されるが，右利きと左利きの間に機能的な優劣はない。しかし，現実には右利きの人の方が多く，世の中のさまざまな道具は右利き用に作られている。左利きの人は少数派であるために社会的なハンディキャップを被る場面がある。近年では，左利き用の道具や，どちらの利き手でも使いやすい道具を開発するという社会的運動によって，左利きの人たちのハンディキャップはずいぶん解消されつつある。

　非定型発達の人たちの支援でも，同様の発想が可能である。非定型発達の人たちは，定型の人たちよりも劣るのではなく，少数派であることによるハンディキャップがあると考えられる。非定型であることは，本来は価値中立的である。それは，たとえ生物学的に定型と異なっていても，である。しかし，社会構造はどうしても多数派である定型の人たちを中心に形成されてしまうため，非定型の人たちは社会的ハンディキャップを背負うリスクが高まる。そのときに，非定型であることを否定し，定型に近づけることをもってその人の唯一の治療法とみなすべきではない。むしろ，非定型の人たちでも適応しやすくなる

よう環境側の調整を試みることも重要である。

　アスペルガー症候群の場合，発達という縦断的な要因についてもこのことがいえる。アスペルガー症候群の人たちの発達には，何らかの同型性や特徴的な法則があるのかもしれない。これまでの児童精神医学では，定型発達からの逸脱のみを問題としていたが，そうではなくアスペルガー症候群の人たちが成人期に社会適応が可能となるための，「アスペルガー症候群としての発達の定型性」があるのかもしれない。アスペルガー症候群の子どもたちをどうやって定型発達に近づけるか，よりも，定型的なアスペルガー症候群の発達をきちんと保障しておくことの方が，重要かもしれない。

Ⅵ　影と光の分岐点

　三次症状を呈してしまったアスペルガー症候群の人たちの問題の深刻さと，社会参加を果たしたアスペルガー症候群の人たちの生活の充実ぶり，この分岐点はどこにあるのであろうか？　それは，「自律」と「社会性」の2軸で説明できると筆者は考える。自律とは，自分の特性を知り，やりたいこと，やるべきことを定め実行することであり，社会性とは，人と人との社会的関係に配慮しながら活動の調整を行うことである。三次症状を呈したアスペルガー症候群の人たちは，自分に自信がもてず，かつ他者に悩みをうまく相談できない。社会のルールを遵守するという価値観を身につけていないことすらある。すなわち，自律と社会性の両面で問題を抱えている。一方，社会参加を果たしているアスペルガー症候群の人たちは，得意分野や熱中できる対象をもっている。すなわち，自律的な活動が確保できている。アスペルガー症候群の人たちが最も苦手とする社会性については，マインドリーディングや場の雰囲気を察した社会的配慮をスムーズに行うことは困難だが，定式化された社会のルールを守ることや，他者に配慮のある行動をとろうとする意欲は十分にもっていることが多い。そして，自分の社会的振る舞いをモニタリングしてくれるよき相談相手をみつけ，必要に応じて助言を聞く習慣がもてている。

　以上から，アスペルガー症候群の人たちの支援に関して次のような考察が可能である。わが子の発達が定型発達のプロセスから逸脱することに対して親が否定的な感情を抱き，定型に近づくよう過度な努力を子どもに強いると，子どもの自己肯定感の形成を阻害してしまうのかもしれない。否定的な接し方はま

た基本的信頼の形成を阻み，子どもの側から他者への相談行動を抑圧するため，社会性の発達も阻害してしまう。子どものアスペルガー症候群の特徴を，周囲の大人は決して否定的に見てはならない。また，子どもの発達が非定型であるとき，定型発達のマイルストーンに近づけることは支援の目標として必ずしも妥当ではない。

むしろ，アスペルガー症候群の特徴をもったままで自律と社会性の発達を促すための支援を考えることの方が，現実的かつ効果的であろう。アスペルガー症候群の人たちはマインドリーディングや文脈を読むことが苦手であるため，通常の教育法でこれらを適切に身につけることが困難である。しかし，定型発達の人たちとは異なるプロセスを通じて，彼らにも十分に理解できる形でこれらの両者を身につけることができる可能性を，筆者のグループでは検討した。その一つが，「合意する」ことを構造化して教えるプログラムである（日戸ら，2009）。マインドリーディングが上手にできなくとも，他者が自分とは異なる考えをもつことがあると知ることはアスペルガー症候群の人たちにも可能である。さらに，自分の意見が通るときもあれば，他者の意見が通るときもある，という人づきあいのルールを教えることも可能である。もちろん，これらの知識を教えても，それをアスペルガー症候群の人たちが十分に運用できるとは限らない。そこで，困ったときには信頼のおける人に相談する，という発想を教えておくことも重要である。合意することが重要であるという価値観を本プログラムによって身につけたアスペルガー症候群の人たちは，自律的に，かつ社会性を身につけることへの意欲を保ちながら活動できるようになるという感触を筆者らは得ている。

おわりに——アスペルガー症候群の精神医学への寄与

AS が注目されたことの精神医学における意義は，以下の二点である。まず，精神病理を構成する軸の一つとしての「発達」への注目を促したことである。時間軸に沿った縦断的な発達を捉える精神医学，すなわち「発達精神医学」の発展が求められる。もう一つは，「社会不適応の予防」の観点である。アスペルガー症候群における三次症状は，一般の成人期にみられる精神病理との重なり合いも多い。つまり，発達障害は成人期の精神障害のハイリスクとみなせるのかもしれない。とすれば，アスペルガー症候群の三次症状に対する予防的介

入は，発達障害ではない人たちの成人期における精神障害の少なくとも一部にたいする予防的介入にもなり得るのかもしれない。発達障害の早期発見，早期介入は，「予防精神医学」という新たな領域を切り開く先鋒となり得る可能性がある。

「発達」と「予防」の視点は，精神医学の臨床と研究の枠組み自体を大きく変える可能性を秘めたものである。アスペルガー症候群研究の進歩とともに，これらの視点を十分に加味した精神医学が今後展開し，アスペルガー症候群の人たちの光の側面が大いに活かされる日が一日も早く訪れることを期待したい。

第 12 章

自閉スペクトラムが精神病理学
および治療学に及ぼす影響

はじめに

「自閉（Autismus）」は，もともと psychosis の代表である統合失調症の基本症状の一つとしてブロイラー（Bleuler E, 1911）が考案した述語である。カナー（Kanner, 1943, 1944）が自ら報告した子どもたちの呼称に "autism" を用いたとき，彼は小児期発症の統合失調症である可能性をも想定していた。しかし，彼は安易に自閉症を統合失調症に含めることには慎重な態度をとり続け，結局両者は異なるものであると結論づけた。

両者を分離した根拠は，発症の時期および経過の研究にある。まず，"childhood psychosis" と総括されていた子どもたちが発症時期でみると乳幼児期と 5 歳以降の二峰性に分布することが示された。さらに，自閉症の長期追跡調査において，幻覚・妄想を生じた例がきわめて稀であることが報告された。こうして，1970 年代には，自閉症と統合失調症が別の症候群であるとの認識が一般的となった。国際的な診断システムにおいても，ICD-9 では自閉症が統合失調症の下位からはずれ，DSM-Ⅲ では精神発達の障害の一つに位置づけられるようになった。その後，DSM-5-TR や ICD-11 のなかでも，"autism" の用語は統合失調症の症状には含められず，発達障害の代表的診断名としてのみ用いられている。

現在の自閉スペクトラムは，対人交流の質的異常，コミュニケーションの質的異常，限局した興味と行動のパターンを特徴とし，これらが乳幼児期から出現してさまざまな形で組み合わさって持続すると定義される。近年ではカナー

が早期乳幼児自閉症を提起したときよりも概念が広がり，非典型的な群も広く含めた自閉スペクトラムの概念が浸透したことによって，一般の精神科医の目に触れる機会が爆発的に増加した。今や自閉スペクトラムは，精神医学に対して強烈なインパクトを与えている。ここでは，自閉スペクトラムが精神病理学および精神科治療学に及ぼす影響について整理してみる。

I　精神病理学に対する影響

1.「精神構造の発達の多様性」という視点の追加

　学齢期以降に知的障害のない自閉スペクトラムとなるに至るまでの幼児期からの経過には四つのルートが想定される。すなわち，幼児期から一貫して自閉症の典型的な症候を揃えたまま経過する「ルートI」，幼児期には自閉症の典型的な症候を揃えているが学齢期に非典型的となり自閉症以外の自閉スペクトラムに移行する「ルートII」，幼児期から学齢期まで一貫して自閉症以外の自閉スペクトラムの状態で経過する「ルートIII」，そして幼児期には自閉スペクトラムの特徴が認められないか，あってもきわめて微細であったのが，後になって自閉症状が相対的に表面化してくる「ルートIV」である。このように幼児期から状態像を変化しつつ経過するものが少なからず存在したが，幼児期に自閉スペクトラムの症候がみられた症例のなかで学齢期に自閉スペクトラムの症候がすべて消失した症例を筆者は経験したことがない。逆にルートIVの存在は，発達障害の診断経験を十分に積んだ臨床チームによってすら，幼児期には自閉スペクトラムの症候を確認できないこともあるという点で重要である。ルートIVの症例たちも，丹念に観察すると対人交流，コミュニケーション，興味の領域において微細な異常がみられたが，幼児期には軽度の知的発達症，構音の異常，多動などの背景に隠れがちである。幼児期までにわずかにでもこれらの領域における異常が認められる場合，安易に自閉スペクトラムの可能性を除外すべきではない。

　従来の精神病理学には，人は本来，誰でも同じく正常な精神構造を有するとの前提があった。何らかの要因で正常から逸脱することが「発症」であり，その内容が「症状」，逸脱と回復の過程が「経過」である。発症の要因，症状，経過が正常の精神構造との連続として了解できる場合がneurosisであり，いずれかにおいて了解困難な不連続が認められる場合がpsychosisである。とこ

ろが，自閉スペクトラムの人たちが示す特徴とその継時的推移をみていくと，従来のモデルでは想定外の事態が観察される。すなわち，起点となるべき正常な精神構造を有する時期がみられず，乳幼児期から独特な精神構造を有し，それが成長とともにあたかもフラクタル図形のように同形性をもって発達していくのである。ここにおいて，精神病理学は新しい視点を追加する必要に迫られた。「精神構造の発達の多様性」という視点である。これには，「正常（normal）」の対概念としての「異常（abnormal）」ではなく，「通常（usual）」の対概念としての「異常（unusual）」の視点を要する。psychosis が「正常からの逸脱」であるのに対し，自閉スペクトラムは生涯を通じて特有の構造と発達過程を示す「通常と異なる少数派の種」に喩えられる。

2．類型分類の限界の再認識とディメンジョン診断の促進

　分類とは「類（似たもの）」に「分ける」ことである（吉田，1993）。すなわち，「群化」と「分離」というまったく相反する作業を同時に行うのである。個体には必ず差異が存在するので，個体差のどこまでを同じ類として許容し，どこで分離するのかは，案外恣意的である。色名を例にとって考えてみよう。パソコンで線や図形をカラー表示するとき，すべての色は赤，緑，青の配分によって定められている。たとえば，パソコンのソフトで「赤 255，緑 0，青 0」と入力すると赤になる。「赤 255」は変えずに緑と青を 5 ずつ増やしていくという作業を 51 回繰り返すと，最後は「赤 255，緑 255，青 255」となり，これは白である。では，その作業の何回目までが赤で，何回目からが白であったかというと，その境界は明確ではない。そればかりか，たとえば「赤 255，緑 100，青 100」あたりは「ピンク」という，赤とも白とも違う呼び方が可能である。

　中尾（1990）によれば，実用分類の三大類型とは，類型分類，規格分類，系譜分類である。このうち直感的に最もわかりやすいのが類型分類である。色の例でいえば「赤」「黄」「青」などの色名がこれに当たる。しかし，類型分類を厳密に突き詰めて検討すると，明確な境界線を引くことは不可能であるという。「連続的なつらなり」から「離散的な群」を切り出すのかという，分類そのものが抱える原罪的難問である（三中，2009）。

　一方，数値データ等によってカットオフを定めるのが規格分類である。上述の例でいえば，「赤，青，緑のすべてが 240 以上 255 以下にある状態を白と定

義する」というような分類法である。基準が明確であるため分離は容易であるものの，カットオフの設定は人為的であり，境界値の前後が連続的であるため，規格の設定次第で分類の意義が変わってしまう。たとえば成人と未成年のカットオフを 18 歳に設定することに社会的な意味はあるかもしれないが，生物学的に 18 歳 1 カ月の人と 17 歳 11 カ月の人との間に有意な差を見出すことは難しい。

　精神障害の分類は，他の多くの分類と同様に類型分類からスタートしている。しかし，研究者間のコミュニケーションを図るためにはある程度一定の基準も必要である。これまでの DSM や ICD の診断分類と基準づくりは，もともと類型分類であった診断概念を規格分類の枠組みで定義し直そうとする試みであった。これがカテゴリー診断のアプローチである。パソコンソフトの色で喩えれば，「赤」「黄」「青」などの色名を数値のカットオフで定義するようなものである。しかし，規格による定義を細かく設定しようとすればするほど，かえって境界が明確に決めにくくなってしまうという，類型分類が根本的に抱える問題が明らかとなってしまう。DSM や ICD の「広汎性発達障害」が直面したのは，まさにそのような混乱であった（本田，2010）。

　一方，細かい規格の設定はせずに，大まかな類型分類を構成する領域ごとの連続的データの組み合わせをそのまま表記しようというのが，ディメンジョン診断のアプローチである。パソコンソフトの色でいえば，すべての色を「赤 200，青 100，緑 150」などのように表記するようなイメージである。その特徴は，連続的な状態に対して明確な境界の設定を最低限にとどめることである。DSM-5 において「広汎性発達障害」から下位分類を排した「自閉スペクトラム障害」への変更がなされたのは，まさにディメンジョン診断の導入の試みに他ならない。

　三中（2006）によれば，そもそも分類体系の最も重要な条件とはわれわれが理解しやすいことであり，正しいとか間違っているというレベルで論じることは不可能である。ICD および DSM において「広汎性発達障害（PDD）」の範疇のもとに下位診断および PDD と非 PDD の境界を明確に区切ろうとしたカテゴリー診断の試みは，はじめから限界を含んでいた。自閉スペクトラム概念の浸透は，そのことをわれわれが再認識させられたことを反映している。従来の精神病理では，psychosis を正常と不連続な逸脱として想定したが，本当はこれも類型分類であり，厳密な境界を引くことは困難である。近年議論が盛ん

第12章　自閉スペクトラムが精神病理学および治療学に及ぼす影響　109

になっているディメンジョン診断の考え方は，診断における類型分類の限界に
対する実用面からの補完であるといえる。

Ⅱ　精神科治療学に対する影響

1.「発達リハビリテーション」の発想

　正常な精神構造からの発症を想定したモデルでは，原状回帰を目標にして治
療が行われる。完全に回帰することが困難な場合には，リハビリテーションを
モデルとした支援が行われる。しかし，この際の治療ゴールの設定も，基準は
あくまで正常な精神構造であり，そこからどの程度方向修正するかという検討
になる。

　一方，通常と異なる精神構造の発達を示す種と考えられる自閉スペクトラム
に対して，上記の治療モデルでは矛盾がある。ここで求められるのは，すべて
の人に共通の精神構造への原状回帰ではなく，自閉スペクトラムという種に特
有な発達モデルに即した支援という発想である。これを筆者らは「発達リハビ
リテーション」と呼んでいる（本田，2002）。幼児期から一貫した支援を受け
て成人期に達した自閉スペクトラムの人たちは，対人交流，コミュニケーショ
ン，興味のいずれにおいても自閉スペクトラムの特徴が残っているが，にもか
かわらず社会適応が悪くない。それどころか，特有の勤勉さと記憶力のよさ，
さらには他人を気にせず重要と思ったことを指摘できる是々非々の態度がか
えって会社の上司から好感をもたれるなど，良好な社会適応が達成できている
ケースすらある。

　ただしこれは，「自閉スペクトラムの人たちは放っておいても社会適応でき
るように育つ」という意味では決してない。近年の自閉スペクトラムの人たち
の事例化の増加は，自閉スペクトラムの特徴に対する周囲の無知，さらには否
定によって，二次的にもたらされたものが含まれていると考えられる。通常と
は異なる精神構造が乳幼児期からみられ，同形性を保ちながら発達していくと
いう自閉スペクトラムの特徴をより明らかにし，その精神構造のままでも社会
適応に向かえるという見通しをもちながら支援していくためには，本人への支
援技法だけでなく周囲の人たちへの啓発が欠かせない。このような個体と環境
との両者への介入を要するところが，リハビリテーションの思想と共通する。
それが，「発達リハビリテーション」と呼ぶ所以である。

2．ディメンジョナルな治療システムの必要性

　スペクトラム概念の普及に伴い，自閉症状としては軽症であっても，さまざまな理由で社会生活において支援を要する事例が多く存在することがわかってきた。一方では，過剰な医療化に対する批判も生じている。地域精神保健をシステムの観点から捉えると，平常時の「日常生活」サブシステムと，疾患／障害が存在するときに必要な「精神科医療」サブシステムが想定される。しかし，精神科医療へのアクセシビリティが以前より改善したとはいえ，精神科医療機関が一般の人々にとって敷居が高いことに変わりはない。この敷居の高さが，しばしば必要な精神科医療の開始を遅らせ，あるいは治療の継続を阻み，本来可能であるはずの治療効果を得られない要因となる。一方，どんな人でも日常生活の中で多少なりとも悩みや心配事を抱えるものであるが，それらのすべてが専門的な精神科医療を要するわけでもない。身近な人にちょっと相談するだけで気持ちが整理され，悩みや心配事が軽減することの方がむしろ多い。問題は，そうした日常生活の中での相談で解決し，心の健康を保つことができるのか，それとも専門的な精神科医療を要する事態なのか，その判断が難しいことである。

　この問題を解決するためには，「日常生活」と「精神科医療」の両サブシステムをつなぐインターフェイスを設定するとよい。つまり，地域精神保健の機能を「日常生活水準の支援」（以下，「レベルⅠ」とする），「専門性の高い心理・社会・教育的支援」（「レベルⅡ」），「精神医学的支援」（「レベルⅢ」）の三つのレベルからなる階層モデルとして構築するのである（図12-1）。インターフェイスにあたるレベルⅡの支援は，日常の悩みや心配事の相談の延長でありながら，専門的精神科医療の要否を判断してタイムリーに医療につなげることに，その存在価値がある。これがうまく機能することで，発病の予防，疾患の進行や再発の防止，あるいは他の要因の重畳による複雑化の予防を図ることができる。このような階層構造を有機的に活用することによって，問題のディメンジョナルな評価に対応した，いわばディメンジョナルな治療システムを構築することが可能となる。

　2011年4月から山梨県で開設した「こころの発達総合支援センター」の設計において筆者は，そのような治療システムを想定して発達障害の支援や治療に特化した構造を有したコミュニティケア・システムを立ち上げた（宮沢・本田，2011：本田，2012a）。このディメンジョナルな治療システムの発想は，ほと

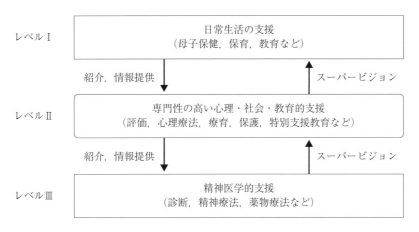

図 12-1　地域精神保健の三階層モデル

んどすべての精神障害に対しても有用なのではないかと思われる。

おわりに

　精神障害を乳幼児期にまで遡って捉えようとする試みは，フロイト（Freud S）による neurosis に対するアプローチにもみられる。しかし，それはあくまで「正常（normal）」な精神構造を前提とした精神変調の理解と治療を目指したものであった。一方，自閉スペクトラムに対する発達精神医学は，はじめから「通常（usual）」とは異なる精神構造を有し，通常とは異なる独自のプロセスで発達する一群が存在することを明らかにしつつある。自閉スペクトラムは，従来の精神医学の枠組みでは捉えきることのできない新たな研究課題を，今まさに精神医学に対して呈示しているのである。

第 13 章

併存障害を防ぎ得た
自閉スペクトラム成人例の臨床的特徴

はじめに

　近年，一般の精神科医の間で自閉スペクトラム（Autism Spectrum；以下，「AS」）に対する感度が急速に高くなってきた。成人の精神科臨床においても，最初に診断を考える時点から AS は候補もしくは鑑別の対象とされている。今後の臨床における課題は，基盤に薄く発達の問題があって，そこに他の精神病理が併存障害として重畳してくるような病態の診立てであろう。たとえば，以前は AS と統合失調症は鑑別の対象であったが，今後は両者の要因が混在しているようにみえる成人例をどう診ていくのかということが問題となってくる。児童精神医学を専門としない一般の精神科医にとって最も頻繁に出会うのは，むしろこのようなタイプの人たちである。

　一方，併存障害の重畳がみられない AS の人たちを一般の精神科医が診察する機会は意外に少ない。そのような人たちは児童精神科医がすでにフォローアップしているか，あるいはまったく精神科医療を受ける必要を感じずに社会適応できているかのどちらかである。しかし，複雑な様相を呈する AS の成人例たちの精神病理をきちんと捉えていくために，併存障害の重畳のない AS の成人の臨床的特徴を整理しておくことは，意義のあることと思われる。本章では，筆者が幼児期から継続的にフォローアップして，思春期まで併存障害を予防し得て成人した AS の症例の経験をもとに，AS 固有の症状と非固有の症状の整理を試み，AS 概念と社会適応の障害との関係について考察する。

I 非障害自閉スペクトラム
(autism spectrum without disorder)

DSM-5-TR の「自閉スペクトラム症」では，AS 症状は対人交流の質的異常とコミュニケーションの質的異常とおよび著しく限局した興味と行動のパターンという二つの領域における異常で構成される。成人期の表れ方は，以下のようになる。雑談はあまり好まず，自分に関心のある話題に限局しがちである。関心のない話題ではあまり周囲に合わせようとせず，興味がないことが露骨にわかってしまう。逆に，関心のある活動には他者の目を気にせずに熱中する。状況判断能力に乏しく，場違いな言動で周囲をハラハラさせることや，「空気を読まない」と評されることがしばしばある。他者の考えに無頓着で，自分が他者からどのように思われるかも気にしないため，ひとりよがりの判断や行動が多い。これらの特徴が強いと，周囲の人とうまくいかず，孤立してしまうため，自立した社会生活を送ることが困難となる。

一方，これらの AS 症状が薄い場合はどうであろうか。ここで，男性 A（25歳）を紹介しよう。なお，個人が特定できないよう趣旨の変わらない程度に細部を改変してある。

【症例 1】男性A　25歳

高校卒業と同時に電機メーカーに正社員として就職した。上司に対しても臆せず問題の指摘や提言を行う積極性を買われて，5 年目よりチーフとなった。高卒の社員が 5 年目でチーフに抜擢されたのは，この会社では設立以来初のことであった。もともとパソコンの操作は上手で，ワープロや表計算ソフトを使いこなしていた A は，チーフになって間もなく後輩の指導のためにコンピュータ端末の操作法のマニュアルを自ら作り，これが好評を博した。シフト制のため，職場の人たちと職場外でつきあうことは少ないが，チーフになってからは仕事明けに後輩たちに声をかけて一緒に食事に行くことがある。趣味は，アイドルのファンクラブのイベントに出かけることや，テレビゲーム，CD 鑑賞であり，いずれも博識である。未婚で，両親および妹と同居しており，家族との関係は概ね良好である。彼女が欲しいと思っているものの，これまでに特定の女性とつきあったことはない。

このような人物像から，A を障害者だとみなす人はいないであろう。真面目な性格で意欲的に仕事に取り組み，信頼に足る人物である。精神科医のみならず一般の人たちも，このようなタイプの人と同じクラスになった経験や職場の同僚として一緒に仕事をした経験を，多少なりとも有しているはずである。

A は，2 歳代から筆者らがフォローアップしてきた AS の人である。以前，筆者は A の長期経過について別稿に記したことがある（本田，2009c）。この時の記述を転載しながら，A の発達経過と症状の変遷について追ってみる。

A は，1 歳半健診の時点で未発語であったため保健所で経過観察がなされ，2 歳 11 カ月のときに筆者らの外来を受診した。3 歳代で 3 カ月間の集団療育を受け，その後は精神科医師と臨床心理士による定期的なフォローアップがなされた。フォローアップは面接の形態で行われ，小学校期までは発達障害（神経発達症）に関する知識や育児上のポイントを親に伝えることが中心であったが，中学校進学の頃からは本人の悩みに対する相談も平行して行った。

3 歳になったときの医師および臨床心理士による観察所見は，以下の通り。二語文が観察されたが独語のみで，意思伝達的な句にはなっていなかった。また，対人交流，自助能力のいずれにおいても遅れが認められた。遊びの遅れや回転運動などの行動異常が観察された。新版 K 式発達検査で DQ65（姿勢・運動 94，認知・適応 70，言語・社会 44）であった。この時点では，DSM-Ⅳの「自閉性障害」および「軽度精神遅滞」に該当した。

小学校高学年の時点における状態像は以下の通り。身振りや表情がやや不自然である。流暢に話すが，年齢に見合わない丁寧な言葉づかいや難しい単語がしばしば混ざる。自分の関心事を長々と話し，場の雰囲気や聞き手の反応に無頓着である。細かい日付や人名，番号などをいちいち説明し，冗長である。他人からの話しかけに共感的な受け答えができず，相手の軽い冗談を真に受けてしまうことがある。ルールを杓子定規に守り過ぎて融通がきかない。テレビ番組や映画，タレントなどの名前にかんする膨大な知識をもっている。WISC-Ⅲでは，Full-IQ114 と正常域にあり，VIQ（121）の方が PIQ（102）よりも高い。この時点における A の症状は，ウィング（Wing, 1981）が提唱した「アスペルガー症候群」に該当した。

前稿で A を紹介したときは，いわゆる高機能 AS の人たちの幼児期から思

春期にかけての経過は多様性に富むということの一例としてであった。幼児期は軽度知的発達症を伴う典型的な自閉性障害であったＡが，小学校高学年頃には症状の上では典型的でなくなり，20歳を超えた現在では障害とはいえない状態となっている。ただし，本稿で強調したい点は，筆者らが長期追跡し得た中では最も成人期の適応が良い群の一人であるＡでさえ，まだASの症状は残っていることである。現在のＡの人物像をもう一度見直してみよう。「上司に対しても臆せず問題の指摘や提言を行う」というＡの行動は，職場によっては積極的というよりも協調性がないという評価を受ける可能性がある。「職場の人たちと職場外でつきあうことは少ない」というのも，上司によっては「つきあいが悪い」とみなされる可能性がある。「チーフになって間もなく後輩の指導のためにコンピュータ端末の操作法のマニュアルを自ら作り」というエピソードも，お節介過ぎると評価されるかもしれない。「パソコンの操作は上手で，ワープロや表計算ソフトを使いこなしていた」という特徴や，「アイドルのファンクラブのイベントに出かけることや，テレビゲーム，CD鑑賞」というＡの趣味は，ASの人たちにしばしばみられる所見である。

　Ａに限らず，総じてASの人たちは，年齢を重ねるにつれてコミュニケーションは改善し，ある程度の対人スキルも身につけていく。したがって，AS症状だけに注目すれば，軽症になっていく。しかし，皆無にはならない。それでも，Ａのように障害対応を一切されずに一般企業に就職し，チーフに抜擢されるほどの社会適応が可能となる人もいる。Ａに障害があるとみなすべきではない。つまり，ASではあるが障害ではない，「非障害自閉スペクトラム（Autism Spectrum Without Disorder；以下，「ASWD」）」というべき状態が存在する。

Ⅱ　成人例における AS 固有の症状と非固有の症状

　いま一般の精神科医療の現場で深刻な問題となっている ASの人たちが，ASの特徴を Ａより強く有しているかというと，そうとは限らない。いやむしろ，AS症状だけみれば Ａよりも薄い人たちすら珍しくない。このような人たちは，AS症状以外の症状によって臨床事例化することが圧倒的に多い。たとえば，うつ，不安，自信の低下，無気力，希死念慮，被害念慮，暴力，衝動行為，カンシャク，パニックなどである。こうなってしまうと，いくら AS症状

が薄くても障害対応が必要である。ここで，AS固有の症状と非固有の症状を分けて整理しておくことは有用である。

AS症状だけが薄くある状態であれば，社会参加できる可能性は十分ある。実際に適応できているASWDの人たちは，自分の個性に合った職業に就き，無理のない生活スタイルを身につけている。自覚的に不安や抑うつを呈することが少なく，周囲からみると社会的に逸脱しない。自分の対人関係のとり方が器用ではないことを自覚している場合が多いが，そのことにあまり重きを置いていないので気にならない。逆に，仕事や趣味などに打ち込める自分の個性をよしとしていることも少なくない。

ASの成人例でしばしば報告され，自叙伝に記載されている症状の中には，ASWDの人たちであまり深刻な問題とならない症状がいくつかある。たとえば感覚過敏がそうである。ASWDの人たちで感覚過敏で深刻に悩んでいる人は少ない。早期支援の中で，感覚過敏への対応法について保護者が学び，深刻化を防いでいるからと思われる。実際には，本人にその有無を問うと，感覚過敏は残っている。しかし，生活の中でそれをあまり深刻に意識せずにすんでいるのである。

カンシャク，パニックも同様である。これらは通常，「興味の著しい限局と行動のパターン」の一環で，予想外の事態が突然生じたときの感情反応として記述される。たしかに適応良好な成人例でも予想外の事態が生じるとかなり戸惑うことは多い。しかし，カンシャクやパニックまでもが生じることはきわめて稀である。

Ⅲ　ASにおける「障害」と「非障害」

ASは「障害」と「非障害」との境界が生物学的あるいは症候学的方法だけでは決めにくい。もちろん症状が強いケースでは明らかに社会不適応となることが多いのだが，症状が薄いケースでも深刻な社会不適応を呈することがある。ここでは，以下のように整理してみる。まず，AS症状が強いために社会不適応の主要因となる群もある。この群を「狭義の自閉スペクトラム症（Autism Spectrum Disorder；以下，「ASD」）群」とする。さらに，ASの症状に加えて他の精神症状や精神障害が併存する群（併存群）が存在する。この三者は図13-1のような関係をなす。「狭義のASD群」と「併存群」の和集合（図13-1

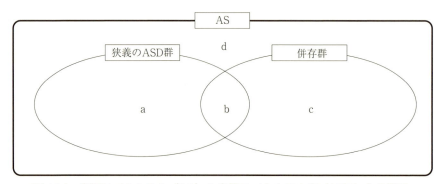

図 13-1 自閉スペクトラム（AS）と自閉スペクトラム症（ASD）との関係
「狭義の ASD 群」と「併存群」の和集合（a + b + c）が「広義の ASD 群」、それ以外（d）が障害のない AS（ASWD）となる。

の a + b + c）を「広義の ASD 群」とすると，成人期に障害対応が必要となるのはこの広義の ASD 群である。AS 全体のうち広義の ASD 群を除いた部分（図 13-1 の d）が，ASWD の群である。

　A は，幼児期から学齢期にかけては狭義の ASD 群に該当していたが，症状が軽症化して成人期には ASWD に該当するようになった。近年の早期発見・早期介入の進歩により，幼児期のうちに AS の特徴に気づかれて専門機関の支援が開始されるケースが増えてきた。その結果，AS の症状の変遷はきわめて多様であることを筆者らは経験してきた。総じて，年齢が上がるにつれて幼児期よりも AS 症状が軽症化する傾向にあることは事実であるが，AS 症状が皆無となった事例を筆者は経験したことがない。逆に，成人に達して事例化するケースでは，幼児期から学齢期にかけて AS 症状を軽視され，徐々に心理的負荷が積み重ねられた結果として併存障害を発症したと思われることが実に多い。これらの人たちは，図 13-1 でいえば c に該当する群であり，併存障害の発症がなければ臨床事例にならなかったと思われる。AS 症状がごく薄いため，かえって周囲の人と自分との違いに気づいて悩む，誤解されて孤立するなどの問題が生じることがあり，その結果として抑うつや不安などの精神症状の出現，いじめ被害，不登校，ひきこもりといった問題を呈することがある。実際に臨床事例として専門家の前に現れたときにはきわめて対応が難しくなっていることが少なくない。図 13-1 の c と d の群の関係は，「影と光」に譬えられる（第 11 章）。

Ⅳ　ASWDから得られる示唆

1. 診断学および症候学への寄与

　ASWD の人たちと同様の特徴を示す人は，一般社会の中にも少なからず見受けられる。また，自閉症の人を発端者とした時に血縁者にごく薄く同様の特徴を示す人がおり，それを「広い自閉症表現型（Broader Autism Phenotype；以下，「BAP」）」と呼ぶ研究者がいる（Piven et al, 1997）。これらの人たちと本稿で示した ASWD の人たちは，成人期の状態像においてかなりの重なり合いがある。BAP 概念は，自閉症をカテゴリーとして捉えたときに必要な概念であった。すなわち，過去に障害対応されたことがなく，現在も障害対応を要しない社会人であり，たまたま親族に自閉症の症例がいたために評価を受けたところ少しだけ AS 症状がみられた人たちであり，自閉症とは一線を画しているという考え方である。しかし，もし現在と同様の精度でスクリーニングや診断を受けていたら，その人たちも幼児期から学齢期にかけては AS の診断が可能であったかもしれない。そのことは否定しきれない。そうであれば，BAP は自閉症と別のカテゴリーであると考えるよりも，これらの人たちをも含む広範なスペクトラムを想定しておくという考え方もできる。BAP を自閉症と似て非なるものと捉えるのか，同じスペクトラムの内側と考えるのかは，たとえば遺伝因などの仮説を立てる上で重大な岐路となる。

2. 他の精神障害のハイリスクとしての AS

　成人期にはじめて精神科外来を訪れる AS のケースの多くは，併存症を伴っている。多くの人にとっては取るに足らないような出来事が契機となることもある。その意味で，AS はそれ単独で社会不適応とならなくとも，さまざまな契機で社会適応を阻む精神病理が出現しやすい脆弱性を有する状態であると考えられる。図 13-1 の狭義の ASD 群以外に該当する人たちがどのような要因で併存障害を伴うようになるか，それとも ASWD となるか，まだ十分にはわかっていない。筆者らの長期フォローアップ例の中にも，いったんは ASWD の状態で成人期に達し就労したが，職場で上司や先輩から叱責され続けたために不眠，意欲低下，うつ，パニックが出現したケースがある。AS は，たとえ ASWD の状態であったとしても，あらゆる年齢帯において他の精神障害のハ

イリスクであると現時点では考えておく必要がある。

3．適応を妨げる要因

　ASWD の人たちと併存群の人たちとの状態像は，AS 症状の強さにおいて相違を見出すことは難しい。むしろ，生活の中で遭遇するイベントに対する知覚，感情，衝動の制御において相違がみられる。併存群の人たちは，周囲の人からみると些細と思われるような環境の変化で強い不安を示す，抑うつ的となる，興奮する，などの反応が出現し，回復までにかなりの時間を要する。それらがトラウマとして記憶され，頻繁にフラッシュバックする。このような状態に陥った AS の人に対して有効な精神療法的あるいは行動療法的アプローチを見出すのは，きわめて難しい。

　一方，ASWD の人たちでは，ある程度のレベル以下のストレスであれば知覚，感情，衝動の制御が可能である。イマジネーションが弱く未経験のことを想像し行動を企画することが苦手であるものの，過去の同様の体験を想起しながら論理的にじっくりと検討することによって課題を克服することができる。

4．予防精神医学的視点の必要性

　ASWD と同様の状態の成人は昔から少なからず存在しており，その多くは生涯にわたって精神科医療を必要とせずにすんでいた。したがって，AS に対する過剰な医療化を戒めるべきであるとの意見があるのも肯ける。しかし，一方で ASWD の人たちは他の精神障害のハイリスクであることも事実である。ここで重要になってくるのは，予防精神医学の視点であろう。A がうまく社会適応できるに至った要因として，自らの得意，不得意を知り，苦手な領域に深入りせず，得意なことを生かせるような環境を自ら選ぶことができたことが挙げられる。A の場合，あまり勉強が好きではないことを理由に高卒で就職することを自ら決め，対人関係が苦手でもそのことをあまり責められない会社を選んだ。会社も，AS 症状ともいえる A の無遠慮さやお節介過ぎるところを意欲的とみなすような社風であった。もし A が異なる環境に進路を向けていたら，ひょっとすると自信が低下し，不適応を起こしていた可能性も否定できない。

　たとえ AS であっても，社会集団にうまく適応できている人に対して障害の刻印を押して治療の対象とすることは不要かもしれない。しかし，その場合で

も，何も説明せず「大丈夫」と伝えて放置し，何か問題が起こったらまた受診するよう伝えるというスタンスは危険である。AS における併存症は，表面上はきわめて順調に経過していた人に突然出現し，しかもいったん出現すると対応が難しいことが多いからである。倫理的にも，費用対効果の点からみても，日常生活の中で併存症の予防に地道に取り組むことが最もよい結果をもたらす。そのためには，ASWD の人たちが併存症を生じる可能性を最小限にするための家庭での育児，幼児教育，保育，学校教育のあり方について研究を進めていく必要がある。そのようなアプローチこそが，AS に特異的な支援といえるであろう。AS に対する早期発見および早期介入の意義は，そこにある。

おわりに

AS 症状は，強すぎると社会適応の障害を引き起こし，たとえ薄くても，他の精神障害を併存するリスクが高い。したがって，AS 症状がわずかにでも認められる場合には積極的な支援の対象とすることは十分な妥当性がある。しかし，だからといって AS 症状の存在を障害と直結させるべきではない。ASWDの存在は，AS の人たちやその家族に対する支援の道筋を呈示するものである。すべての症状を同列にみなしていたずらにそれらの消失を目指すことは，適切な目標設定とはいえない。AS 症状が残りながらも社会適応が可能となるような支援を目指す必要がある。このような視点をもちながら，各ライフステージにおける AS の人たちの特徴を再整理し，支援の目標を見直していくことが，今後の課題である。

第14章

大人になった神経発達症

はじめに

　神経発達症は，何らかの特記すべき精神機能の特性が乳幼児期からみられ，その特性が成人期も残ることによって生活に支障をきたすグループである。「何らかの特記すべき特性」は，極論すれば精神機能に関する内容であれば何でもよい。ただし，DSM-5（2013）で「神経発達症（neurodevelopmental disorders）」というグループ名が採用されたことからもわかるように，このグループに属する障害はいずれも何らかの神経生物学的異常が想定されている。

　「何でもよい」と述べたが，同様の特性のパターンを示す人たちがある程度まとまった人数いる場合，一つの類型として分類する。現在のところ，全般的な知的発達の遅れを示す類型概念である「知的発達症」，言語を中心としたコミュニケーション機能の異常を示す類型概念である「コミュニケーション症」，読字・書字・計算のいずれかの領域の相対的機能不全を示す類型概念である「限局性学習症」，行動・衝動・注意の制御の異常を示す類型概念である「注意欠如多動症（Attention-Deficit / Hyperactivity Disorder; ADHD）」，対人関係の調整機能の異常と興味・行動のパターン化傾向を特徴とする類型概念である「自閉スペクトラム症（Autism Spectrum Disorder; ASD）」などが，神経発達症に含まれる代表的な類型概念である。

　神経発達症の定義に記載されている症状は，幼児期から学童期が最も典型的であり，成長とともに非典型的となることが多い。成人期には，表面的な行動だけでは診断が困難なことも珍しくない。大人の神経発達症の診断には，「神

経発達症であるか否か」ではなく、「神経発達症の要因がどの程度その人の精神状態および生活の質に影響を及ぼしているか」という視点が必要である。

筆者は40年近い臨床経験の大半を神経発達症の診療に費やし、乳幼児から成人まで、さまざまなライフステージの神経発達症の人たちを縦断的・横断的に観察してきた。本稿では、その経験をもとに、大人の神経発達症の人たちの臨床的な特徴と支援に考え方について、ADHDとASDを中心に述べる。

I　特性と診断との関係

DSM-5におけるADHDおよびASDの診断基準では、症状、経過に加えて、学校生活や職業生活などの社会生活において臨床的に意味のある支障をきたしていることが診断の要件になっている。言い換えると、特有の症状の組み合わせが一定の年齢以前からみられるのが「特性」であり、その特性によってなんらかの社会生活上の支障をきたしている場合に「診断」がなされる、という構造になっている。これに沿って考えると、「そそっかしい（不注意、多動、衝動性がみられる）」という特性がある人たちのうち、社会生活に支障をきたしている人たちが「ADHD」と診断され、対人関係の調整機能の異常と興味・行動のパターン化傾向を示す「自閉スペクトラム（Autism Spectrum; AS）」の特性がある人たちのうち、社会生活に支障をきたしている人たちが「ASD」と診断されるということである。すなわち、DSM-5-TRにおけるADHDおよびASDは、純粋な生物学的類型概念とはいえず、社会学的な要素を含んでいることに留意が必要である（本田，2014c, 2015a）。

特性が強いほど社会生活の支障をきたしやすく、弱いほど支障が少ないかというと、現実はそれほど単純ではない。特性がありながらも思春期以降までそのことへの配慮がなく、生活の中でさまざまなストレスやトラウマを経験し、反応性の精神変調をきたして成人期にはじめて精神科を受診するケースが、近年実に多い。このような人たちは、特性単独では診断を要するような障害とはならなかったかもしれないが、他の精神症状が併存することでむしろ深刻な社会不適応を呈する。一方筆者は、幼児期にいったんはASDと診断した人たちの中に、生来性のAS特性のみで他の要因による二次的な影響をほとんど受けずに成長し、成人期にはとくに障害対応の必要なく社会参加が可能となった人たち、つまりASの特性がありながらもASDと診断する必要がなくなった人

たちが存在することを指摘し,「非障害自閉スペクトラム（Autism Spectrum Without Disorder; ASWD）」とあえて呼んだ（本田, 2012b, 2013b, c）。ASWD の中には AS 特性はしっかり残っている場合もあるが,DSM-5-TR では ASD とは診断されない。同様のことが「そそっかしさ」の特性と ADHD 診断との関係についてもいえる。

Ⅱ　大人の神経発達症を理解するための三つの軸

　私見では,人の精神状態を分析する際,その背景に,①生来性の素因としての AS 特性,②生来的にみられる AS 以外の素因,③家族・友人関係・学校などの環境因が複雑に交絡した結果として生じる育ち方という三つの軸を考慮する必要がある（本田, 2015a）。

　①の生来性の素因としての AS 特性は,幼児期に「社会的コミュニケーションおよび対人的相互反応の持続的な欠陥」と「行動,興味,活動の限局された反復的な様式」として最も明らかとなりやすい。発達特性のなかでも AS 特性は,対人感情,興味,直観的判断などの精神諸機能において非 AS と質的に異なる。その異なり方は根源的であり,生来的にみられ生涯にわたって持続する。その意味で,他の発達障害とは一線を画して扱う。かといって,その特性だけでは必ずしも社会不適応を生じないか,あるいは社会適応にむしろ有利な場合もあるため,これを疾患概念で括るよりも,「認知的（おそらくは生物学的）変異（variant）」と理解するのが妥当と思われる。AS 特性の存在だけであれば価値中立的であるが,社会的マイノリティであることと心理的ストレスやトラウマに心身の反応を生じやすいことから,障害化しやすいのである。また,AS 特性が各人の個性をどの程度説明するかには個人差があり,AS 特性以外の特性と混ざりあいながら成人期に向けてパーソナリティを形成していく。成人期に AS 特性の存在だけでその人の個性すべてが説明できるほど AS 特性の強い人は稀であり,多くの場合は AS 特性で説明できるのはその人のパーソナリティや精神症状の一部に過ぎない。

　一方,筆者が早期支援から関わり続けて成人期に達しているケースの多くでは,加齢とともに社会的コミュニケーションおよび対人的相互反応の異常は軽減し,行動,興味,活動の限局された様式は生活習慣上のルーチンや趣味などに形を変えている。ASWD といえる成人にみられる特徴は,対人関係とコミュ

ニケーションにおいては「臨機応変な対人関係が苦手であること」であり，行動，興味，活動様式においては「自分の関心，やり方，ペースの維持を最優先させたいという本能的志向が強いこと」である。このような特性だけが目立ち，他の要素がほとんどない状態で成長していく発達経過こそが，変異としてのAS固有の「自然経過」といえる。

　②は，AS以外の神経発達症，パーソナリティの基盤となる「気質（temperament）」，および内因性精神病（統合失調症，双極性障害，うつ病など）などを想定している。③について，筆者は四つの育ち方のタイプを想定している（本田，2015b）。すなわち，①ASの特性に応じた育ち方が保証される「特性特異的教育タイプ」，②発達特性に対する理解がまったく得られずに放置された環境で育ち，さまざまな形で周囲と軋轢を生じた結果，他者への攻撃性あるいは社会的ひきこもりなどの不適応状態を呈する「放任タイプ」，③保護者や支援者がAS特性に否定的で，苦手な領域の克服を求めて本人にとって過重な課題を与え，結果として複雑で深刻な二次障害が重畳する「過剰訓練タイプ」，そして④支援者が本人のストレスを軽減することだけを重視して，何の教示もせずすべて本人の意志にまかせ過ぎ，結果として目前の問題は回避できてもどこかで本人の意志と周囲の事情に齟齬が生じたときに本人の混乱がかえって強くなる「自主性過尊重タイプ」である。

Ⅲ　AS特有の認知および発達の道筋

　ASを変異と考える所以は，その認知構造および発達の道筋の独特さにある。従来の研究は，ASの人たちが非ASの人に比べて何がどう劣っているのかという視点に基づくものが多かったが，今後はASに特有の認知スタイルとは何か，ASの人たちが二次障害を被らずに社会参加できるよう育っていくために必要な特有の発達の道筋は何か，などについて，研究が進められていく必要がある。

　ここでは特性特異的教育タイプの育ち方が保証されたASの人たちの対人コミュニケーションの発達について，筆者の臨床経験に基づいた印象をまとめる。まず乳幼児期においては，人と物とを分け隔てしない，他の対人関係と比べて母子関係に特別な意味はない，愛着や共感に乏しいが信頼形成は可能，親からの従命行動に全く動機づけられない，情報の伝達と共有に関心が低いといった

特徴がある。学童期には，まず理念としての正義感や思いやりが先行して出現し，前後して，ルール遵守への意欲が高まる。次いで，形式的な向社会的行動が出現し，それよりやや遅れて他者への関心やマインドリーディングへの意欲が出現する。その後，学童期後半から思春期前半にかけて，ようやく自発的な協調性が出現し，それと前後して，自分が対人・コミュニケーションにおいて少数派であることに気づくケースが増える。思春期から青年期にかけて，真面目さが急速に前面に出るようになり，言行一致で信頼できる性格となる。理念としての正義感や思いやりがあり，協調行動をとる意欲は身につけるが，臨機応変な対人関係の苦手さは持続する。強調すべきは，幼児期から学童期にかけてどんなに多動やカンシャクなどの問題が目立っていたとしても，特性特異的教育タイプの育ち方をしている子どもは思春期・青年期には真面目な性格が前面に出てきて，その後は成人期にかけて安定した人格形成が進んでいくということである。幼児期までに早期発見されて支援が開始されると，このタイプの育ち方を保障できる可能性が高まる。

Ⅳ 「自律スキル」と「ソーシャルスキル」の獲得とその逸機のメカニズム

　成人期の社会適応に最も影響するスキルは，「自律スキル」と「ソーシャルスキル」である。「自律スキル」とは，適切な自己肯定感をもちながら自分にできることは確実に行う意欲をもつことができ，同時に自分の能力の限界を知り，無理をし過ぎないという自己コントロール力である。「ソーシャルスキル」とは，社会のルールを守ろうとする意欲があり（協調性ではないことに注意！），自分の能力を超える課題に直面したときに誰かに相談できる力である（本田，2013c）。ASの人たちは，独力でこれらをバランスよく両立して身につけることがきわめて難しい。唯一それを可能とする方法は，個々にとって適切なペースと内容で教育を行うことである。教育の範囲は教科学習のみにとどまらず，挨拶やマナーなどの社会的行動や忘れ物を防ぐための工夫など，発達特性に応じたテーマについて，本人が興味をもって取り組める手法で，かつ少しの努力で短期間に達成可能な目標設定のもとで行う。自分一人ではやりきれないと本人が思ったときには，支援者にそのことを訴えても決して叱られないという環境を保障し，逆にうまく他者に相談する機会とする。これが「特性特異

的教育タイプ」の育ち方である（本田，2013d）。これによって AS 特性が皆無になるわけではないが，自身の強みを生かし，苦手なところを他者に相談しながら安定して社会参加していくための素地を形成することができる。

　AS の人たちは，学童期までは周囲と自分との関係に気づかず，傍若無人な態度をとっていることが多い。しかし，特性特異的教育タイプの育ち方をしてきた人たちは，この時期に自分の特性をある程度自覚し，得意なところに自信をもちつつ苦手なことへの対処を学ぶ意欲をもつことが可能である。通常の形でのいわゆる「第二次反抗期」が目立たず，むしろ他児に比べて真面目で大人にも素直に相談する姿勢が形成されている。

　放任タイプでは，周囲から場当たり的な対応をされていることが多いため，不安と他者への猜疑心が高まる。自分の意志や予測とわずかでも異なることが生じると過剰に興奮し，ときに他罰的，攻撃的になる。感情のコントロールに限界を感じてようやく医療機関受診に至ることもある。青年期に入ってくると，書籍やインターネットから情報を得て自分自身で神経発達症ではないかと疑って相談や受療行動をとり始めることも増えてくる。このタイプでは，うつ，不安，強迫，被害念慮，攻撃性など，さまざまな精神症状の併発があり得る。

　早期から支援が開始されていても，それが過剰訓練タイプであった場合には状況が大きく異なる。過重な課題を強要され続けると，思春期・青年期に周囲と自分との違いに気づいたときに急激に自己評価が下がる。それにともない，うつや不安症状を呈する。このタイプの多くは，「弱音を吐いてはいけない」と言われていることが多いため，他者に相談することができない。したがって，思春期・青年期に性格が真面目になると同時に自信と意欲が低下し，ちょっとしたストレスに反応して不登校やひきこもりへと移行する確率が高まる。このタイプの一部に，苦手なことの克服に対して過剰な使命感をもち，実現しそうにない高い目標設定をして，そこに到達できないことで不安・焦燥をますます募らせるケースがある。いわば，「逆説的高望み」である。筆者はこれまでに，知的発達症を伴い学力が低いにもかかわらず，「一流大学に入らないと一人前とはみなされない」と思いこみ，一日に何時間も勉強しようとしてできずに悩むという人を何人か経験している。このような過剰なノルマ化がみられる人の多くは，生活歴のどこかで親や教師などから苦手な勉強の特訓を課せられた経験がある。思春期頃になると周囲はある程度学力に見切りをつけるのだが，本人はむしろその頃から急に自らに高いノルマ設定をするようになり，周囲が止

めても聞かない。

　自主性過尊重タイプでは，周囲が本人のペースに一方的に合わせることに限界を感じる時期が必ずやってくる。本人にとっては，それまで自分のペースでできていたことに対してこの時期から急に邪魔が入るような印象を受けることになり，強く当惑することになる。このタイプの人の一部に，対人コミュニケーションが苦手だが学力の高い人がいる。この場合，勉強さえできていれば大学（時には大学院）を卒業する時期までは問題が顕在化しないことがある。うまくいくと就職も可能であるが，就職してから顧客や同僚との関係でトラブルが続発し，そこで初めて問題が露呈するのである。露呈してからの反応は，ストレスやトラウマへの反応に準ずる状態であることが多い（本田, 2015a）。

V　大人の神経発達症で生じ得る環境要因による精神的変調

　大人の神経発達症で生じ得る環境要因による精神的変調（いわゆる二次障害）は，以下のように整理される（本田, 2015a）。

1. 過剰なノルマ化と意欲低下との葛藤

　前述の過剰なノルマ化が生じる反面，自己評価が低くなり，意欲が低下しがちであるため，葛藤し，気持ちが空回りしやすい。症状としては，うつ，強迫，摂食障害の背景にこのようなメカニズムがみられることが多い。

2. 感覚過敏と興味の狭小化

　もともと興味の範囲が狭いところに強いストレスやトラウマがあると，ちょっとした感覚の異常に意識が集中したり（身体症状症），特定の物事に過度に没頭したり（アディクション）する。ASの人の一部に解離症状を呈することが知られているが，これは，場面ごとの興味の狭小化が過度に進行していると考えられる。

3. 良好過ぎるエピソード記憶とイマジネーションの欠如との乖離

　過去のエピソードをデジタル映像のように良好に記憶して忘れられない反面で，特に対人関係や社会的状況に関する将来を想像することが極めて苦手である。この乖離のため，情報が不十分な場面においては不安や恐怖が高まりやす

く，ストレスやトラウマによって容易に適応反応症やPTSDのような状態を呈してしまう。

VI　成人例における神経発達症の診断

　成人期に神経発達症の診断の検討を要するケースの多くは，単一の神経発達症の診断にとどまらない。むしろ，複数の神経発達症が併存している場合，何らかのパーソナリティ症が併存している場合，内因性精神障害が併存している場合，そしてストレスやトラウマに起因する身体症状，うつ，不安，強迫，摂食症，アディクションなどが併存している場合が一般的である。いや，むしろ神経発達症以外の精神障害ではないかと思っていたら，よくみると発達特性にも気づくというケースの方が多いかもしれない。

　近年，神経発達症の過剰診断が批判されることが増えたが，それは，重箱の隅をつつくように発達特性，とくにAS特性を見出して，それですべてを説明できたとして，「神経発達症だから治療できない」という言い訳の理由に用いることへの批判であろう。筆者は，発達特性の有無の判断と神経発達症の診断とを分けて考えている。すなわち，①その人の個性を最も説明しやすいのが，発達特性であるとき，および，②その人の個性を最も説明しやすいのは発達特性以外の特性であるが，よくみると発達特性もみられるときには，その人に「発達特性がある」と判断する。しかし，発達特性があってもそのことで本人または周囲の人たちが生活上なんら困っていないのであれば，発達特性はその人のパーソナリティの一部であると考え，診断はしない。一方，その人が社会不適応の状態にあり，①その主たる要因が発達特性によるとき，②主たる要因が複数あり，そのうちの一つが発達特性であるとき，③主たる要因は他にあるが，発達特性に配慮することによって問題の改善が促進されるときには，神経発達症と診断し，あるいは別の主診断に加えて神経発達症の診断を追記し，発達特性に配慮した治療や支援を行う。

おわりに

　神経発達症の認知構造および発達の道筋は独特である。従来の研究は，神経発達症の人たちがそうでない人に比べて何がどう劣っているのかという視点に

基づくものが多かったが，今後は特有の認知スタイルとは何か，神経発達症の特性を有する人たちが二次障害を被らずに社会参加できるよう育っていくために必要な特有の発達の道筋は何か，などに関する研究が求められる。

第 15 章

成人期における ASD の臨床

I　概念拡大と成人期の臨床

　自閉症の概念は，1970 年代から 2010 年代にかけて二重の意味で拡大した。まず，1960 年代までは極度の孤立が特徴とされてきた対人関係の異常について，孤立型だけでなく受動型や能動・奇異型の対人関係もみられると認識されるようになり，自閉症そのものの範囲が広がった。次いで，1970 年代までは言語の異常があると考えられていたのに対して，流暢に話す「アスペルガー症候群」も自閉症の仲間とみなされるようになった。1990 年代には自閉症とアスペルガー症候群を二つの典型としてその周辺まで含めた「広汎性発達障害」というグループ概念が登場し，2010 年代の DSM-5 および ICD-11 では，「自閉スペクトラム症（ASD）」という一つの診断概念にまとめられた。

　自閉症の頻度は，1980 年代まで子ども全体の 0.05%～ 0.1% 程度と考えられていたが，1990 年代後半には，自閉症が子ども全体の 0.3%，アスペルガー症候群やその周辺を含めた ASD が 1% 程度と推定された。2025 年時点での最新の報告では ASD の頻度は子ども全体の 5% に達するようになった（Sasayama, 2021）。このデータ上の増加は，実際の数が増えたのではなく，概念の拡大や測定精度による影響が大きいと考えられる。すなわち，現在の成人の中には，ASD の特性がありながら子どもの頃には診断されなかったケースが多数存在すると考えられる。

　1990 年代以降，ASD の早期発見が大きく進歩した。早期発見が活性化していた地域では，多くの ASD の子どもたちが乳幼児健診や保育園・幼稚園など

の集団生活の場で気づかれ，幼児期のうちに診断されるようになった。一方，成人期に達した後で ASD と診断されるケースも増加した。その多くは，子どもの頃から特有の認知や行動の特性がありながらも，ASD と認識されずに成人期に達したケースである。

こうした歴史的背景から，成人期の ASD の臨床には現在は以下のような二つの流れがある。一つは，幼児期〜学童期に診断され，療育や特別支援教育などの支援を受けながら成人期に達している人たちの臨床であり，もう一つは，思春期以降に初めて診断される人たちの臨床である。この二つの流れでは，比重を置く支援のポイントが異なる。

II　学童期までに診断されたケースの成人期の臨床

現在 30 代前半以下の人たちでは，1990 年代に早期発見が活性化された地域で生まれ育った場合，幼児期から遅くとも学童期までに診断されて療育や特別支援教育を受けて成人期に達している人たちが多く存在する。どちらかというと ASD の特性が目立ち，知的発達症やてんかんを併存する人たちの割合が比較的高いが，心因性の二次障害の発生は予防されていることが多いのが特徴である。

このようなケースを幼児期から成人期まで定期的に観察していくと，ASD の特性の中にも変化する部分と変わらない部分とがあることがわかる。最も変化するのは対人行動である。幼児期に孤立型の対人行動が主体だったケースでも，ある程度の相互的対人関係は可能になる。幼児期のうちから適切な支援を受けていると，視線回避や対人緊張などが目立たず，「自閉」という言葉から受ける印象とは全く異なる対人接触となることも稀ではない。このため，児童精神科医から成人期を担当する精神科医に引き継ぐと，後者から「児童精神科医による過剰診断」と誤診されることもある。ただ，そのようなケースでも，限局された興味や行動のパターン化という行動特性は変わることなく保たれているため，そちらを見逃さずに評価することで誤診は防げる。

限局された興味や行動のパターン化は，基本的には一貫して持続する。ただ，その対象が成長とともに変化することはしばしば経験される。総じて認知能力が高くなると，興味の対象が高度なものへと移行することが多くなる。また，ストレスの少ない環境で育ったケースでは，社会参加の支障となるような異常な対象への固執が少ない印象がある。

知能については，5歳で実施した知能検査のIQがその後成人までに大きく上昇することは稀である。5歳時点で知的障害が認められたケースの大半で，成人期も知的障害が持続する。

こうしたケースの成人期の臨床では，大人になっても残存する特性によってどの程度生活上の支障があるかをアセスメントすることが重要となる。知的障害を伴う場合には療育手帳の対象となり，良質な福祉サービスが保障されている地域では医療の役割は小さくてすむ。薬物治療は不要であることが多く，障害者総合支援法における障害支援区分の意見書や障害年金およびその現況届に必要な診断書を作成するときなどの機会に生活状況を確認する程度のフォローアップが中心となる。知的障害を伴わないケースでは，残存するAS特性によって社会生活上の支障がみられるようであれば精神障害者保健福祉手帳を作成し，障害者雇用をはじめとする就労や生活の支援を行う。中には，AS特性がある程度残存していても，とくに障害者雇用などの制度を利用せず就労し，自立した生活を送る場合もある。このような場合には，医療や福祉のサービスは必要ない。ただし，職場の異動，結婚，育児などの生活上の変化によってストレスが生じることによって，成人後に初めて二次障害が表れる場合があるので，成人期以降の支援を終了する場合でも，本人や家族が特性をある程度把握し，必要に応じて医療や福祉サービスにアクセスするよう伝えておく必要がある。

Ⅲ　思春期以降に初めて診断されるケースの臨床

早期発見が活性化されていなかった地域では，思春期以降に初めてASDと診断されるケースが多くなる。成人期に達してから初めて診断されることも珍しくない。このようなケースの多くは，育ってきた環境によって，本来の特性がさまざまな形に修飾を受け，トータルで見た時にはASDの概念で説明するよりもパーソナリティと考えた方が本人にも周囲にも合点がいくことがある。また，生活環境の中で慢性的にストレスや，ときにトラウマといってもよいような体験を重ねることによって，多くのケースでいわゆる「二次障害」がさまざまな形で付加される。こうなってくると，ASDはあくまで問題全体のごく一部にすぎないのである。

このようなASDの人たちにしばしばみられるパーソナリティは，自己に対

する認識が歪んでいること（自信がない，または過剰な自信と脆さが共存している），対人関係に対する不安や他者への不信，将来に対する漠然とした不安とそれを打ち消そうとするかのような日常の細かいことへの強いとらわれなどによって特徴づけられる。安定した対人関係がとれないことが目立つ場合は統合失調型パーソナリティ症や自己愛性パーソナリティ症など，とらわれが目立つ場合は強迫性パーソナリティ症などと診断してもよい状態であることがある。

二次障害では，心因性に生じると考えられるあらゆる精神症状が生じうる。必ずしも二次的とは言えないが，統合失調症や双極症など古典的な精神医学で「内因性精神病」と考えられていた精神障害が併存することもある。また，精神医学的な背景はさまざまなのだが，不登校やひきこもりの状態となっている人たちも多いことが知られている。

2000年代，成人期にASDをはじめとする神経発達症と診断される人が急増したとき，精神科医の中には戸惑いを隠せない人も多かった。しかし2010年代には，若手を中心に多くの精神科医が，成人期の初診例で神経発達症の存在に留意するようになってきた。今は，「神経発達症であるかどうか」というカテゴリー分けが臨床の論点となる時代は，過ぎつつあると思われる。むしろ，すべてのケースに対して「このケースにおいて神経発達症の要因をどの程度考慮する必要があるか」というディメンジョナルな視点で診療することが，精神科医に求められる時代に入ってきている。その人あるいは家族など周囲の人が困っている問題は何か，そのことに直接影響している精神症状あるいは精神状態は何か，その背景として生来性のASDをはじめとする神経発達症の特性はどの程度影響しているか，生育過程において家庭や学校などでどんな経験を積み，どのようなストレスを受けてきたか，などを分析して診断・アセスメントを行い，支援方針を立てていくことが，すべての臨床家に求められるであろう。

Ⅳ　周囲のほうが困っている場合の対応

知能や学力などの能力が高いケースの一部に，ASDの特性がある程度目立つにもかかわらずとくに医療等の支援を受けずに成長し，就職や結婚を機に周囲との軋轢で問題が出てくることがある。本人はASD特性が強いために他者が自分をどう思っているかに無頓着で，かつ自分の能力に自信があるために自分の意見を強引に通そうとしたりするため，周囲の人たちが和を乱されると感

じたり，ハラスメントを受けているように感じたりすることがある。このようなケースは，医療や福祉などの支援の場に行くことを拒むことも多いため，臨床の対象となりにくいのが現状である。家庭裁判所，女性相談所，産業医などがこのようなケースへの対応に悩むことがしばしばみられる。

　対応の定石があるわけではないが，周囲の人がハラスメントを受けていると感じる場合には躊躇せずハラスメントに関する相談の場を利用し，対策について相談する必要がある。近年では，パートナーに神経発達症の特性があることで悩んでいる人たちの互助的なネットワークもいくつかできており，参加者が増えている。

第 16 章

自閉スペクトラム症の青年期
——大学における支援を中心に——

はじめに

　自閉スペクトラム症（以下，ASD）の人たちは，思春期から青年期にかけて多彩な生活上の困難を示す。学童期までは周囲と自分との関係に気づかず，傍若無人な態度をとっていることが多い。しかし，思春期・青年期に入ると，周囲と自分との関係に気づきはじめる。性格的には真面目さが急激に前面に出てくる。

　青年期の ASD の人たちは，ASD の特性の有無だけでなく，育った環境によってもパーソナリティ形成が大きく影響を受ける（本田，2015b）。学童期までに診断され，本人の特性に応じた支援が適切になされていれば，この時期に自分の特性をある程度自覚し，得意なところに自信を持ちつつ苦手なことへの対処を学ぶ意欲をもつことが可能である（特性特異的教育タイプ）。ところが，本人の発達特性について周囲が気づかないままにいると，場当たり的な対応をされることが多いため，不安と他者への猜疑心が高まり，他罰的，攻撃的になり，うつ，不安，強迫，被害念慮，攻撃性など，さまざまな精神症状を併発することがある（放任タイプ）。逆に，本人の発達特性に対して周囲が訓練などで克服させようとするあまり負担の大きい課題を強要し続けると，思春期・青年期に周囲と自分との違いに気づいたときに急激に自己評価が下がる。それに伴い，うつや不安症状を呈する（過剰訓練タイプ）。学校の成績のよい場合などは，勉強さえしていれば将来何とかなるのではないかと本人も周囲も錯覚し，社会に出ていくときに最低限必要なスキルを学びそこねたままで学歴だけが高くなり，かえって卒後の適応が難しくなることがある（自主性過尊重タイプ）。

特性特異的教育タイプの育ち方をしている人であっても，ASDの特性は残存するため，青年期の社会生活のさまざまな場面で何らかの配慮を要することがある。放任タイプや過剰訓練タイプの育ち方をした人たちは，青年期までに何らかの二次障害を併存することが多いため，ASDの特性に対する配慮に加えて精神医学的な治療や支援を要する。自主性過尊重タイプの育ち方をした人たちは，二次障害はまだ出現していなくとも，大学入学後は親の保護から離れ，自律的な判断を多く求められるようになるため，この段階でASD特性による生活困難が一気に露呈する。

本稿では，青年期におけるASDの人たちへの支援の実際を，大学における神経発達症学生支援を例にとりながら紹介する。

I　高学歴社会の闇

現在，わが国は未曾有の高学歴社会になっている。その陰で，知的に遅れのないASDの生徒・学生たちは，ASDの特性に即した適切な教育が十分に保障されているとはいえない（本田，2014d）。身体障害や知的障害の人たちに対しては，特別支援学校が高等部まで設置され，障害の特性に応じたカリキュラムが保障されている。しかし，療育手帳を交付されないASDの生徒に対して，特性に応じたカリキュラムを提供してくれる公立高校は，いまのところ制度上十分には保障されていない。この問題は，境界知能や限局性学習症などで通常のカリキュラムについていくのが難しい生徒たちで特に深刻である。

学業成績には問題がない，あるいは成績がむしろ優秀な生徒であっても，盲学校で点字を教えるのと同じように，高校でASD特有の問題に対応した教育カリキュラムがあってしかるべきである。そうしないと，いくら学校の勉強を頑張っても，障害特有の問題は全く手つかずの状態で放置されることになる。しかし，中学・高校では成績に問題がないと本人も周囲も問題を感じにくくなるため，ASD特有の問題への関心が低くなりがちである。とはいえ，それは表面上目立たないだけなので，高等教育に入り，就労に直面する頃になって再び表面化してきて，本人も周囲も慌てることになる。

現実に最も深刻なのは，大学に入る時点ですでに二次障害を示している学生が多いことである。毎年のように担任が交代する学校生活を12年にわたり経験していると，どこかで必ず理解を得られない担任に当たる年が出てくる。運

が悪いと，そのわずか1～2年の間に強いストレスやトラウマを受け，二次障害が生じることもある。苦手な教科の特訓を過剰に強要されることもある。対人調整が苦手なASDの生徒が対処しきれないような対人トラブルに巻き込まれ，担任が放置してしまうこともある。クラス以外に何らかの所属集団を持てている場合はまだ何とか対応できるが，知的発達症を伴わないASDの生徒では，学校のクラス以外に所属集団を確保していない場合もあり，そのようなケースではちょっとした対人トラブルを機に二次障害が生じる。

Ⅱ　高等教育におけるASDの学生特有の課題と支援

　大学は，高校までの環境とは大きく異なり，授業や教室，対人関係など多くの点で構造化の度合いが低くなる（高橋，2012）。さらには，学修以外の日常生活の遂行や就労に向けての社会への移行など，障害のない学生にとってもさまざまな課題のある時期である。環境の特徴とASDの特性が掛け合うことで，ASDの学生特有の課題が生じてくる（図16-1）。大学における神経発達症学生への具体的な支援例は「教職員のための障害学生修学支援ガイド」（2015）にあるが，ここではASDの学生のつまずきやすい主な課題やその支援を整理したい。表16-1に大学での入学から卒業までのおのおのの時期における課題と支援窓口を示した。

1．時期による課題と支援の実際

1）入学期

　入学前には，すでに診断を受けている受験生から，入試での配慮を希望する相談や入学後の支援についての事前相談がある。入学直後は，学生に与えられる情報が非常に多く，必要な情報を取捨選択することが苦手なASDの学生にとっては，混乱し，疲弊しやすい時期といえる（村山，2014）。その時期にパニックになったり心身の不調を訴えたりして支援につながることもある。

　この時期の支援に関しては，多くは入試に関する担当部署や障害学生支援の担当窓口，受け入れ学部・学科との連携が必要であり，場合によっては高等学校や医療機関との連携も求められる。

　入学期には学生にとってわかりやすくアクセスしやすい窓口の設置，混乱している学生を発見し支援につなげる教職員への啓発活動などが重要である。

大学の特徴		ASD の特性		適　応
卒業要件を考慮し自分で時間割を組む ⇒自己決定の必要性 授業・課題のスタイル・内容がさまざま 建物, 教室, 窓口が多い, 複雑 ⇒構造化の低さ・自由度の高さ 自分で考える, 質問に行く ⇒能動的な学習態度の必要性 部活・サークルでの高度な人間関係 アルバイトでの臨機応変な対応の要求・恋愛関係 ⇒対人関係の複雑さ 下宿生活 ⇒基盤となる生活空間の不安定さ	✕	臨機応変な対応ができない 本音と建前, 皮肉が理解できない 文脈理解の苦手さ ⇒相手の意向の推測が苦手 抑揚のない声のトーン 相手の顔を見て話すのが苦手 ⇒コミュニケーションスキルの弱さ 対人関係における極端な孤立と親密 激しい話題の移り変わり・会話が突飛 興味・行動パターン・獲得情報の偏り ⇒活動・興味の限局・柔軟性のなさ 感覚過敏・鈍麻 認知の偏り ⇒見通しのもちにくさ, 人とのつながりにくさ	➡	時間割が立てられない 必要な情報を得られない 予定変更でパニック グループワーク・実験の困難 卒論・卒研がすすまない ⇒学業不振・留年・退学 ひきこもり, ストーカー ⇒対人トラブル 自己評価の低下 自傷・不安・抑うつ・強迫性の増強 ⇒心身の不調 　一過性の精神病状態

図 16-1　大学という環境と ASD の特性

2) 中間期（一般教養課程の時期）

　一般教養では, 興味のあるものだけ履修してしまい進級要件を満たさず留年になる, 履修登録はできたが興味のない授業は出席しなくなるなど興味の偏りでつまずく場合がある。また, 大人数の授業はうるさくて授業に集中できない, グループワークで孤立してしまうなど, 集団における感覚の問題や対人関係の問題を訴える学生もいる。さらに, 空き時間の使い方に困る, 生活リズムが整わない, 課題が溜まってしまうといった生活管理や時間管理の難しさもみられる。

　授業に関しては, 可能な範囲で本人の履修しやすい授業を選択する, 座席を配慮する, 本質を変えない範囲で課題を変更するといった支援が考えられる。また, 本人自身ができる工夫や対人関係, メンタルヘルスに関する対処は個別支援が必要であろう。

3) 中間期（専門課程の時期）

　実験や実習（特に医療・福祉・教育といった対外的な場合）など, 専門性の

第 16 章　自閉スペクトラム症の青年期——大学における男性例の支援を中心に——　　143

表 16-1　ASD の学生がつまずく困りごとと支援窓口

時期		困りごと	支援窓口の例（学外機関）
入学期	学修	時間割りが立てられない（履修の問題）	教務課・教員
	大学生活	ガイダンス会場・教室がわからない	学生課・全教職員
		心身の不調	保健センター・専門窓口（医療機関）
中間期	学修	卒業までの見通しが立てられない 特定の授業の単位が取れない	教務・教員・専門窓口
	大学生活	予定変更でパニック 対人関係の問題（他者とのトラブル・孤立 生活リズムの崩れ・心身の不調	教員・保健センター・専門窓口（医療機関）
卒業期	学修	卒論・卒研が進まない	教務・教員・専門窓口
	大学生活	心身の不調	保健センター・専門窓口（医療機関）
	就職	就活がうまくいかない	就職サポート・専門窓口（就労支援機関）
災害時		通常と異なる状況でパニック	学生課・全教職員・保健センター・専門窓口

　高い授業が大きな壁となることがある。手先の不器用さや集団活動の難しさ，対人関係の問題などから取り組みの難しさがみられるケースである。また，研究室という小集団のなかで人間関係が密になり，教員や他の学生からの言動を被害的に捉えゼミに行けなくなる，ハラスメントだと訴える，不真面目な学生への不満が爆発する，といった教員や他の学生との関係の問題が生じることもある。
　専門的技術を学ぶ機会を保障するのか，本人や他者の安全を保障するのか，というのは常に議論されるところであり，教育のレベルの維持も考えなくてはならない（高橋・高橋，2015）。評価基準を変えないことを念頭に置く必要があり，担当教員だけではなく，発達障害や評価の専門家を交え，学部や大学としての判断が必要な場合があるだろう。密な対人関係への対処については，個別の対応が必要である。

4）就職
　ASD の診断がある，もしくは配慮を受けている学生の就職率は全大学生の就職率より低く，ASD のある大学生の就職の困難さがうかがえる。多くの企業で入社時に求められているのが，コミュニケーションスキルなどの社会的能力，論理的思考などの課題解決能力，自己管理能力である。大学生活ではどう

にか適応できたが，就職活動の困難さから ASD の特性が強いことが発覚するケースもある。ASD の学生にとっては，いずれの能力も獲得の難しい能力といえよう。

ASD のある学生の就職活動を中心とした社会への移行の問題は，①職業選択・職業決定，②求職活動，③職場定着という三つの観点でまとめられる。

①職業選択・職業決定：ASD の特性より，現実的な仕事や職場について具体的にイメージできない場合が多い。診断の有無にかかわらず ASD 特性の強い学生は，限局的な注意やコミュニケーション力の不足から，職業決定がしづらいという報告もある（石井ら，2015）。

②求職活動：履歴書の書き方，面接の受け方など，求職活動で必要とされる具体的なスキル不足が指摘されている（小川ら，2006）。特に，「筆記試験は合格するのに，なぜか面接を通過できない」という訴えは珍しくない。

③職場定着：自分の特性とマッチングした職業に就労することによって，強みを生かして活躍できている学生もいるが，コミュニケーションや社会性の問題によって，対人関係上の問題を抱えるケースが多い。また，作業の段取りや手順を考えることの困難さ，職務や職責の変化，人事異動などの職場環境の変化に対応できないなどの問題もあり，卒業後 3 年以内の離職率は高い。

2. ASD の学生本人への対応のポイント

重要なのは，自己理解，状況の理解，そしてそのマッチングである。自分の特性と置かれた状況とをどのように理解し，調整できるのかを，信頼できる支援者と整理する必要がある。その上で，不足しているライフスキル獲得を促す支援は欠かせない。また，失敗経験への対応も重要である。支援者と一緒に失敗を見つめ直すことによって，不必要な自己否定を抑制し，自分の特性の気づきを促し，失敗には対応手段があることを提示することで，自己肯定感を維持しつつ，自己理解を深めることができる。さらに重要なのが，自分で能動的に支援を求めるスキル（セルフ・アドボケーションスキル）の獲得である。

3. 組織の構築

上記のような支援を具現化させるためには，大学組織として支援体制を整える必要がある。大学における合理的配慮を決定する組織，実行に移す専門機関

が必要である。入学後早い段階で学内の専門機関につなげ，アセスメント・支援方針を立てた上で，一貫した支援を時間をかけて行い，卒業後の支援へつなげることが理想である。そのため，支援窓口の明確化，アクセシビリティの強化は欠かせない。さらに，学内の教職員，保健センターなど，学外の医療機関や障害支援機関などとの連携は必須であり，学生に対し，迅速で一貫した支援を行うためには，Faculty Development や Staff Development による支援者側の理解，情報共有，必要に応じた支援会議が重要であると考えられる。

Ⅲ　二次障害への配慮

1．ASD の大学生にしばしばみられる精神医学的問題

1）抑うつや不安

　最もよく出会うのが抑うつ状態を呈した学生だろう。大学生では，対人関係の問題や他者との違いを認識すること，課題が上手くこなせないことがメンタルヘルスと関連しやすく，それらの問題から自尊心の低下や集中力の低下，不眠，抑うつ気分といった抑うつ状態を呈したり，不安を抱いたりすることは想像に難くない。また，学業の滞りから不安やこだわりを強め，抑うつ感の増大につながるケースもある（森光ら，2011）。中には，強迫症状がみられる場合もある。

2）精神病様の症状

　上記のような不安の増大から，「みんなに嫌われている」「みんなが見ている」というような被害関係念慮や注察妄想のような訴えが聞かれることも多い。筆者は，ASD の特性の軽い人が，対人関係の被害的な解釈と固執傾向により，被害関係妄想と類似した状態を呈する，と報告した（本田，2013a）。高機能で大学まで進学する ASD の学生の中には，この状態に陥りやすい人が多い。ただし，ASD が背景にありながらも統合失調症が発症するケースもあり（松瀬，2014），状態に応じた対応が必要である。

　また，気分の浮き沈みの訴えも多い。ASD の学生の場合，状況依存的な気分変動が多いため，状態のアセスメントが必要である。

3）不登校・ひきこもり

　国立大学における休・退学，留年学生に関する調査（三浦ら，2015）による

と，休学者・退学者のうち精神障害を理由とした者のなかで広義の神経発達症を理由とした者の割合は，それぞれ 7.6%，16.5%いるという。学業，自己管理，そして他者からの援助あるいは援助要請に必要な対人コミュニケーションといった面での困難さが不登校やひきこもりとつながりやすい。

4）自殺

上記と関連して問題となるのが，自殺の問題である。自殺は 18 年連続で大学生の死因の中で最も高い状態が続いている（清水ら，2015）。例年，休学歴や留年歴のある学生の孤立感との関連が指摘されており，保健管理施設の関与率の低さが問題視されている（三浦ら，2015）。崎濱（2004）はアスペルガー症候群における急激なうつ状態への移行に注意する必要があると述べている。ASD と自殺を簡単に結び付けられるものではないが，支援からこぼれやすいリスクがあることを頭に入れておく必要はあるだろう。

5）他の神経発達症の併存

神経発達症（発達障害）に関する情報が増え，「自分は神経発達症じゃないだろうか」と相談に来る学生も増加している。注意欠如多動症や限局性学習症のある学生の特性の背景に，こだわりや興味の偏りなど ASD の特性が潜んでいないかを確認することも重要である。

2．対応のポイント

大学生でみられる問題や精神症状の対応においてポイントとなるのは，アセスメントと支援者とのつながりを維持すること，そして本人の自己理解であろう。

問題や症状の背景に ASD の特性が考えられる場合，問題や症状への対応も重要であるが，ASD の特性に応じた対応（情報の伝え方，環境調整など）が有効なことも多い。ASD の特性が問題行動や精神状態にどう影響しているのか，学生にどのように伝えるのが有効なのかをアセスメントする必要がある。また，無理に他機関につなげようとすると，支援が切れてしまうことも多い。本人が信頼できる支援者とのつながりを維持し，関係者間で連携を図っていくことが重要である。

また，信頼できる関係の中で“相談するとうまくいくことがある”という体

験を重ね，相談することの意義とスキルを身につけていくことがその後の自立につながるといえる。程度の差はあるが，大学生活や日常生活上の困りごとを振り返り，自分の特性と結びつけ自己理解を深められる学生はいる。それには，信頼できる関係が重要であり，その関係は彼らにとって一つの大きな成功体験といえるだろう。

Ⅳ　症　　例

　以下の症例はいずれも，個人が特定できないよう趣旨の変わらない程度に細部を改変した複数事例を組み合わせたものである。

【症例1】 入学前に診断があり，早期から支援に結びついたケース
　理系男子。高校時代に ASD の診断を受ける。入学前に保護者とともに本人も障害支援窓口を来談。言葉少なく表現が断片的で，会話の中でかみ合わない部分も多い。
　専攻は，個人的な座学で単位を修得すれば卒業できる学科であった。保護者と本人の希望で，障害周知の文書を作成し，学科と検討の上，授業担当教員に配慮要請を出した。教職員は，"変わっているが，よくいる学生"との認識であり，2年生以降は配慮要請がなくても理解しているとの申し出があった。しかし，本人が配慮要請を出していることで安心するという理由で，配慮要請は4年間出し続けた。
　2年終了時に就職活動への支援の申し出があり，障害支援窓口，就職課の連携を行った。就職課は，外部機関とも連携し，就職に向けてのアセスメント，職業体験などを企画，実施した。本人の意思は一般枠より障害者枠であり，自分の特徴を知ってもらっている環境下で働くことが安心と話した。
　3年次より，外部機関での相談を行い，体験就労を重ねることで，障害者枠での就職を目指した。4年目の卒業研究に取り組む期間，就職活動は滞り精神的にも不安定になるが，継続的に関わっていたカウンセラーと話をすることで，乗り越えた。卒業時には就職先は決まらなかったが，その後も外部機関や就職課の支援を受け，翌年に障害者枠で就職し，その後も順調に職務を果たしている。

【症例2】 卒業論文が滞り不登校気味になり，研究室教員に連れられて来談したケース

文系男子4年生。卒論が書けず留年となり，ゼミにも来ず心配したゼミの教員とともに支援窓口を来談した。

カウンセラーが話を聞くと，丁寧に受け答えをし，特に抑うつ的な状態でもなく，睡眠や食事は摂れている。卒論やゼミの話を聞くと，「テーマは決まっているが，進まない。先生には『困ったら質問に来るように』と言われているが，いつ質問に行っていいかわからない」と話した。これまで特に学業面，対人面で困ることはなかったが，「一人でいるのが好きだった」と話した。よく聞くと，「就活と卒論が同時にできない」「どう書いていっていいかわからない」という困り感が出てきた。ASDの傾向があると思われたが，目の前の卒論や就活を進める必要もあり，まずは卒論の見通しを持てるよう支援をすることとした。

いつが発表で，いつが提出なのか，紙に書きながらスケジュールを確認し整理をしたが，"教員のところに行くタイミングがわからない"というのが動けない主な要因であった。本人は日時が決まっていたほうが行きやすいと言い，カウンセラーより〈毎週○曜日の△時に先生のところへ行く〉と提案をしたところ，研究室へ行けるようになり，教員のサポートもあり卒論を進めることができた。しかし，卒論の問題が解決したところで本人は「もう大丈夫です」と相談に来なくなり，就職の内定が出ないまま卒業となった。

【症例3】 就職活動での失敗が重なり抑うつ状態で学生相談を訪れたケース

文系男子4年。4年の8月に，「筆記試験は100%合格するのに，面接がうまくいかない」と訴えて就職課に相談するが抑うつ状態が明らかであったため，就職課の職員の同伴で学生相談を訪れた。

「いくつもの会社を受けたが一つも内定がとれていない。面接でうまくやれたと思っていても合格できない。大きな会社の面接では一次で落とされてしまう。何が悪いのかわからない。最近は何をやってもダメな気がして，面接試験を受けたくなくなった。このままでは，就職できない」と訴えた。表情は暗く，身なりも疲れた様子がうかがわれた。

面接場面で何がどううまくいかないか，面接テクニックの獲得はできているのかを確認したところ，面接時の緊張感の強さや言葉遣いが過度に丁寧である

こと，面接官の質問の理解が十分でないことなど，ASD による特徴と思われる弱点がうかがわれた。そのため，面接テクニック以外の点で，面接を難しくしている点があることを伝え，"なぜうまくいかないか"，"どうやったらうまくいくか"について検討することにした。ASD の特徴に関しては，保健センターにてアセスメントを行い，特性にあった就職先を探すために就職課と連携した結果，ASD の特性は強く，職場での理解が必須であると考えられた。

　学生に職場での理解を求めるために，診断を受けて障害者枠での就職を勧めたが，納得せず，その後も小手先の面接テクニックのみで就職活動を続けたが，結局，採用には至らなかった。学籍を保持したいという本人の申し出により，卒業を先延ばしにした。一時は，うつ状態となり，保健センターの精神科医を受診していた。その後，時間をかけて学生自身の特徴を確認，職場で求められていることについて職場体験を通して確認，障害を理解してくれる職場でのアルバイト経験を通して，理解のある環境下で自分は能力を発揮できると確信し，障害者枠での就職を承諾した。

おわりに

　いま，ASD のある大学生への支援は，さまざまな立場の人たちが参入して進められている。教育システムの中では，ASD の特性に高等教育がどれだけ歩み寄れるかが試されている。2016 年 4 月から施行された「障害者差別解消法」によって，障害のある学生に対する合理的配慮が義務付けられたことは，意義のあることである。

　ASD の学生が抱える問題は，現代のわが国の教育制度そのものが抱える根本的問題の縮図といえる。われわれは何のために教育を受けるのか？　なぜ長期間教育を受けても，それがスムーズな就労につながらないのか？　こうした問いを，本当につきつめて考えていかねばならない時期に差しかかっているといえる。

第Ⅲ部
治療・支援

第 17 章

発達精神医学における
心理社会的治療の基本
──「何とか療法」以前にやるべきこと──

はじめに

　わが国の精神科医のなかで，なんらかの心理療法の研修を受けて，それを日常臨床できちんと実践している人は，どのくらいいるのだろう？　多くの大学で生物学的研究が主流となり，市中病院では膨大な数の症例を前に短時間の診察で次々と薬を処方せざるを得ない。そのようなわが国の精神科医療の現状にあって，高度な心理療法の研修経験もないまま，どこか居心地の悪さと自信のなさを感じながら日々手探りで面接を行っている精神科医の方が多いのではないか？　筆者も，そのような全国の平均的な精神科医の一人である。

　もっとも，筆者はこの三十数年間，特定の高度な心理療法の技法を持っていないことが理由で窮地に追い込まれた経験もあまりない。一緒にチームを組んでいる臨床心理士の人たちは，さすがにいくつかの心理療法の研修を受けている人が多いので，必要に応じて彼らに心理療法を依頼すればよいからではある。しかし，彼らも「『何とか療法』をやっています」とことさらに標榜はしていない。

　本章のタイトルの裏には，技法習得のために高度で特殊な研修を要するよう権威づけられた「何とか療法」に安易に走ることを戒めるという含意がある。むしろ，開き直った言い方であるが，「何とか療法」を正式に習得していなくても適切な治療は十分可能である場合が多いとすら思っている。精神科臨床のなかで「何とか療法」を採択する以前にやれること，やらねばならないことはいくつもある。そこをきちんと行えば一定の水準の治療が可能であり，結果として「何とか療法」をせずにすむ。

I　あえて「何とか療法」を批判する

　「何とか療法」のなかには，一定の手続きを踏んだ研修を修了しなければこの療法を名乗って使ってはいけない，というものがある。その技法を用いる人たちの技術水準を担保するためだ，との説明はわかるが，そうした手続きを作ることのリスクもある。すなわち，パッケージ化することによって，封建化（常にその療法の開発者が最も優れ，兄弟子がそれに次ぐというヒエラルキーが生じる），保守化（後からの参入者には技法や手続きの改変ができない），そして手段と目的の逆転（クライエントの個別の特性に応じて治療法を柔軟に考えることを止め，その療法を手順通り行うためにクライエントの特性に目をつぶるようになる）が起こる可能性が高まる。

　「何とか療法」のなかにはアメリカで開発されたものが多いのも，気に入らない。DSM の診断分類にしても，「何とか療法」にしても，操作的なカテゴリー化，数値化が特徴である。これに，筆者はどうしても胡散臭さを感じてしまう。保険制度をみてもわかるように，アメリカは国民が自分の健康を金で買わねばならない国である。医療保険を支払う会社を納得させるためには，「DSM で抑うつ症と診断されたので，パロキセチンを 1 日 40 ミリグラムと『何とか療法』を週 1 回 1 単位」といったように診断もクリアカットに定め，心理療法も名前をつけパッケージ化しないと，電卓ではじけない。「何とか療法」とは，特定の治療手順を決めたり研修手続きを決めたりすることによって権威づけをしておいて，医療保険市場で流通しやすくなるようにパッケージ化された商品である，と考えるのは言い過ぎであろうか？

　誤解のないよう断っておくと，筆者は「何とか療法」の類を一切学んでいないというわけではない。たしかに，規定の研修を受け，修了証をもらって認定資格のようなものを取り，それを標榜する，という一連の手続きを踏んだことはない。しかし，文献を読んだりビデオを観たりして，それらの技法のコンセプトや適応についての知識と臨床使用に関する自分なりの判断を持っておくようにしている。スタッフから「無手勝流」といわれたことがあるが，それは筆者の面接が特定の流儀に沿っておらず，さまざまなものがチャンポンになっているということだった，と自分で勝手に解釈している。そして，自分ではそれが最も適切な心理療法の学び方と用い方である，とすら思っている。要はクラ

第 17 章　発達精神医学における心理社会的治療の基本——「何とか療法」以前にやるべきこと——　　155

イエントの個別の問題が改善すればよいのである。

Ⅱ　「問題の見きわめ」という治療

　診断や評価とは，誰に，どこで，どのような問題があるのかを丁寧に解きほぐしていく作業である。これを行うことによって問題の本質が浮かび上がると，治療の道筋もおのずと見えてくることが多い。発達精神科の臨床場面において，はじめて医師の目の前に現れるのは子ども一人ではない。実の親であったり，生活している施設の職員であったり，個々の事情はあるが，いずれにせよ子どもの保護者，支援者が同伴することが多い。あるいは，子ども本人を連れてこないで保護者だけがまず現れることもある。この場合，来談したのは誰の発意によるものであるか，誰が何についてどのように困っているのかを整理しなければならない。

　問題の性質の重点が生物学的，心理学的，社会的のいずれにあるのかは，治療方針に直結する重要な問題である。生物学的要因の比重が大きい場合，心理療法以前に薬物療法を検討すべきである。統合失調症や双極症などがこれに該当する。社会的要因の比重が大きい場合の例としては，転校や進学などによる環境の変化などが挙げられる。進級してクラスが変わったら毎朝お腹が痛くなって学校になかなか行こうとしない，という相談はしばしばあるが，新しいクラスで友だちができることによって解決したりする。このように，社会的要因による場合，本人に対して心理療法を試みる前に環境調整で解決し得ることが多い。

【症例】複数の病例を合成した（架空症例）

　小学 6 年生男子 A と，その母親。来談時の母親の主訴は，「A は自閉スペクトラム症ではないか」というものであった。母親の言うことをきかず，こっそりと親の財布から金を抜き取ってお菓子を買ってしまう。空気を読まずに他者を傷つけるようなことを平気で言う。学校では，休み時間に遊びに熱中すると，授業が始まっても戻ってくるのが遅れがちである，と担任から指摘されているとのこと。

　この症例で，誰に，どこで，どのような問題があるのかを分析した経過をたどってみる。本人と面接すると，たしかに飄々としていてマイペースであるし，

あまり他者の心中を察することなく会話するところは見受けられた。しかし，自閉スペクトラム症の症状を満たすほどでもない。よくよく事情を聞いてみると，この家庭では小遣いは一切渡されず，健康に良くないという理由でお菓子を食べることは禁止されていた。他の子どもたちが小遣いをもらってお菓子を買い食いしているのを見て，自分も食べてみたいと思ったが，親に言っても絶対に許してもらえないと思い，やむを得ず親の財布から金を抜き取って買い食いしたとのことであった。学校での様子を簡単にメモでコメントしてもらうよう担任に依頼し，2回目の面接時に母親に持参してもらったところ，休み時間が終わっても授業に戻るのが遅れる件について，担任はそれほど深刻な問題と捉えてはおらず，他の男子生徒と遜色ないと考えていることがわかった。

　ここでいったん考察してみると，どうやら問題の所在は本人自身の心理特性よりも親の接し方にあるかもしれないと考えるのは，自然な成り行きである。そうなると，ここからのプロセスが半自動化されて「乳幼児期の愛着形成の異常」などと解釈され，母親に対して愛着形成のやり直しを図る心理療法が検討されがちである。しかし，この症例でそのプロセスに進むには，まだ情報が足りない。この症例の場合，本人は自閉スペクトラム（AS）には含められたものの，自閉スペクトラム症には該当しなかった。一方，両親との数回の面接の結果，二人とも AS であると判断された。小遣いや買い食いに関する子どもの素朴な興味を汲むことをせず，独自の理屈に固執してしまう親の心理特性によって問題が生じていたのである。親が AS である場合，愛着を基盤に想定した心理療法を安易に適用しても効果は乏しい。むしろ，ギャングエイジから思春期にかけての心性について親に教育し，一定のルールを設けてその範囲内であれば小遣いを持ち買い物をすることを認めるよう助言したところ，これらの問題は解決に向かった。

　この症例では，発端となった行動の問題は本人の金の抜き取りと買い食いであったが，問題の本質は家庭の養育方針にあった。その背景として両親の固執があったと考えられ，本人にとって問題の本質は社会的要因の比重が大きかった。したがって，両親に助言するという形の環境調整を行っただけで問題の改善が得られた。

Ⅳ　「理解と共感」という治療

　本人の心理学的要因の比重が大きい場合が心理療法の対象となるのであるが，この場合も，「何とか療法」を安易に採択する前にやれること，やらねばならないことはある。なかでも最も重要なのが「理解と共感」である。これらは，ほとんどの心理療法で重視される視点である。しかし，「何とか療法」にパッケージ化されると，理解と共感のプロセスまで規定の手続きを踏むことになってしまう。どんな関わりがその人にとって「理解された」「共感された」と感じるのかは，一人ひとりで異なる。クライエントがどのようにして「理解された感」「共感された感」を持つのかを「理解」し，「共感」することこそが真の理解と共感であり，「診断，評価」とはこのようなことを含む作業であるべきである。しかし，この過程を手続きに取り込んでしまうと，パッケージ化がきわめて難しい。したがって，多くの「何とか療法」で，このプロセスは手続きの外に出してある。こうした事情を知らず安易に「何とか療法」を行うと，クライエントによってはかえって反治療的にすらなってしまうことがある。

　クライエントの精神状態を理解し，共感しようと努めることが重要なのは，対象の年齢帯を問わない。しかし，相手が児童期の場合，大人とは異なる配慮が必要となる。すなわち，「言葉」以前の関わりである。子どもは，大人の言葉を十分に理解はできない。言葉であれこれ詮索されても傾聴しない。さらに，自分の精神状態をまだ言葉で表現することが難しい。そこで，子どもを理解するためには，言葉による会話以外のコミュニケーション手段が必要となる（第2章）。

　総じていえば，思春期以下の子どもの場合，雄弁に話しかけてくる大人に対しては警戒することが多い。情緒面に問題のある子どもや発達障害の子どもでは，その傾向は一層強い。筆者は，子どもとの最初の出会いでは，こちらからはまったく言葉かけをしないくらいのつもりで臨むようにしている。もちろん，同行の保護者とは挨拶や自己紹介などの言葉を交わす。交わしながら，その大人同士の会話を子どもがどの程度意識しているのかをさりげなく見ておく。保護者が子どもに挨拶を促すかどうか，促すとしたらどのような方法で促すか，それに子どもはどのように反応するか，なども観察する。

　言葉かけはしなくとも，子どもに関わることは必要である。年齢帯や興味の

対象に応じて遊ぶ，絵を描く，何かを作る，などの活動を一緒に行うところから取りかかるとよい。幼児期の子どもでは，その子が好きな玩具や本などをあらかじめ保護者から聞いておき，無言でその玩具や本を目の前に差し出してみる。子どもがあまり緊張せずに玩具や本に手を伸ばすようであれば，そこで少し話しかけてみてもよい。学童期の子どもの場合，書字がきわめて苦手な子どもを除いて，簡単な自己紹介用紙と筆記用具を手渡し，記入してもらう。その際，「これを書いてください」などと簡単な教示をしてみる。注目点としては，言葉かけへの反応，非言語的働きかけへの反応，および両者の差異の特徴である。その際，子どもの視線がどこを向いているかをよく観察するとよい。反応のしかたをもとに，言語，対人関係，社会的文脈，事物に対する理解水準，認知の偏りの有無，興味の対象，感情の動きについて評価する。とくに，保護者以外の大人から何らかの働きかけを受けたときに，その相手に対する反応と傍らにいる保護者に対する反応の両者を見ておくことが重要である。

　出会いの最初の時点における子どもの反応が，その後の時間経過とともにどのように変化するかを観察することによって，診断・評価はより精緻なものになる。と同時に，丁寧に理解と共感に努めることは，それだけですでに治療的である。診断・評価の一環として，面接者の働きかけが子どもの反応に与える影響をみる作業を行うと，結果として子どもの治療にとって最適な働きかけの方法も見つかるからである。子どもにとっても「理解された感」や「共感された感」を感じることができるため，面接を継続することへのモチベーションが高まる。

V　「コミュニティケア」という治療

　発達精神医学の臨床においては，他の臨床領域にもましてコミュニティケアの考え方が重要である。「何とか療法」の多くは，特殊な部屋の中で行われる治療セッションで何らかの効果が得られたとしても，部屋から出てその子どもの日常生活に戻るとうまく般化されにくいことが多い。たとえば，ロールプレイである対人技術を練習した人が，「学校で友だちにやってみてください」といわれても，学校で友だちがいなければ練習できない。つまり，治療には「生活の場＝コミュニティ」の視点が必要である。

　現代社会においては，人と人とをつなぐ媒体が多彩化，多次元化する一方，

人が自分の活動拠点を見出すことがより困難となってしまう様相を深めている。ここで、「その人にとっての活動拠点となるコミュニティ」という視点は一層の重要性を帯びているといえるであろう。清水ら（2003）は、コミュニティケアについて、"Care in the Communities"（コミュニティの中でケアされる）、"Care by the Communities"（コミュニティの力でケアされる）、"Care of the Communities"（所属する人たちをケアする力をもてるようコミュニティをケアする）という三つの要素を抽出した。このうち三つめの"Care of the Communities"を促進していくために筆者が考案した新たなキーワードである「ネスティング（nesting）」（第22章）を紹介しよう。「ネスト（nest）」は英語で「巣」、すなわち活動拠点を意味する。さらに、ネストには「入れ子式の器」という意味もある。コミュニティは一つではなく、すべての人が大小さまざまなコミュニティの中に属している。しかし、こころのケアが必要な人たちは、自分の居場所となるコミュニティを持ち損なってしまったと考えられることが多い。これは、自閉スペクトラムの人たちでとりわけ顕著である。これを予防するために、一人ひとりのクライエントに対して、活動拠点となるサブ・コミュニティを計画的に新規作成し、コミュニティの中に入れ込んでいく、このプロセスが「ネスティング」である。

　ネスティングの鍵となるのは、共通の認知発達と興味を介したサブ・コミュニティづくりである。たとえば、AS の男子少年たちに多い鉄道趣味を介したサークルづくりや、女子に関心の高いダンスの教室などの余暇支援などの活動は、AS の子どもたちに対して社会参加への意欲と達成感を大いに高める（本田、2009a）。これらの活動は、実際の生活場面で行われるため、練習の場と実践の場が乖離しておらず、般化の問題が生じない。

　コミュニティケアにおけるもう一つのきわめて重要な視点が、多領域連携、多職種連携である。子どもが生活する場に関与する領域、職種は多岐にわたり、毎年のように変化する。したがって、ある1カ所だけでうまく治療されるだけでなく、その効果がすべての生活の場に般化するためには、関わる領域・職種が緊密な連携をとりながら強固なネットワークを構築する必要がある。多領域連携を考える枠組みについては、リハビリテーション医学におけるチーム・アプローチの三つのあり方が参考になる。

　実際の支援の場では、ネットワークに関わる人たちが会議など何らかの形で役割分担を決め、支援にあたる。構成メンバーの中には治療技術の高い人もい

ればそうでない人もいることが多いし，年度が変わると担当者も一部交代することが珍しくない。連携が築かれていると，こうした変化による影響を最小限に抑えることが可能となる。

おわりに

　発達精神医学の臨床において，「問題の見きわめ」「理解と共感」「コミュニティケア」の視点をもつことの重要さを示した。これらを実践するだけで，高度な心理療法を行うまでもなくある程度の改善が得られることが多い。逆に，これらをおろそかにして安易に「何とか療法」に走ると，時に反治療的な結果を導きかねない。

第18章

神経発達症の乳幼児期における親支援
──気づきから診断の告知まで──

はじめに

　神経発達症の支援は，システム・アプローチによるコミュニティケアが必須である（本田，2009a）。コミュニティケアとは通常は生活の場に密着した支援を意味するが，コミュニティ概念を単なる「地域」（主として地縁を拠り所にした概念）に留めるのではなく，共通のテーマや関心などを媒介とした「心の絆」（心理的な活動拠点）にまで拡大して捉えるべきである（第22章）。一方，システム・アプローチとは，複数の領域と職種からなる複合的支援を意味する。多領域・多職種による連携は，共時的かつ継時的に行われなければならず，その成果は個々の領域や職種のみで達成される成果の単なる加算を超えた有機的な複合体となることが期待される。支援は本人だけではなく家族や周囲の人たちにまでおよび，さらには専門家の養成や一般社会への啓発をも含んだ多軸的ケアが求められる。

　乳幼児期における親支援は，神経発達症に対するコミュニティケアを行う上でもっとも重要な鍵となるテーマであり，かつもっとも実践が難しいテーマでもある。本稿では，神経発達症の乳幼児期における親支援，なかでも子どもの問題への気づきから親への診断告知に至るまでの支援の意義，および現場で直接親支援を実践するときの課題と留意点について述べる。

I　乳幼児期の親支援特有の問題

　神経発達症の支援における対象は，本来は神経発達症のある本人である。と
ころが，乳幼児期は本人が問題をまだ自覚していない。この時期の問題が支援
の対象になるには，親が問題の存在に気づき，専門家に相談しなければならな
い。本人を中心に考えると，本人が将来気づくことになる問題の萌芽を親が感
知し，本人の代理人として相談行動をとる，ということになる。

　一方，親には親の事情がある。親がわが子に何か問題があると察知するのは，
子どもの発達に関する親の想定と現実とが異なっていると感じるときである。
したがって，問題の捉え方は親の主観的判断によって大きく左右される。この
時点では，本人の代理人という立場よりも自身が戸惑い，自分の育児方法に問
題の所在を求め，自らが相談を求める立場であることの方が多い。

　ここに，見落としてはならないこの時期特有の問題がある。親は通常，自ら
の育て方の問題が改善すれば，子どもの問題は改善するはず，と無条件に想定
しがちである。つまり，この時期の親はまだ子どもの問題と親の問題を同一視
している。支援者が行うべき最初の課題は，このような親の視点を整理し，別
人格である子どもの問題と親の問題とを分離するとともに，子どもの問題につ
いては親が代理人として相談するという姿勢を形成していくことである。言い
換えれば，「子ども自身が今，あるいは将来どんな悩みを持つか」と「親がど
んなことで悩むか」は必ずしも一致しないことに親が気づき，自身の悩みにつ
いて支援を受けながら，将来の子どもの悩みを軽減させるための支援者になる
ための動機づけを行っていくことである。

II　親支援の視点からみた早期発見・早期支援の意義

　一般に早期発見が重視されるのは，診断の時期が遅れると難治，時に致死的
となるが，早期発見すると治癒可能あるいは致死的とならずにすむような疾患
である。逆に診断時期の早さが治療成績をそれほど左右しない場合，スクリー
ニングの費用対効果を考慮して早期発見は推奨されない（柳川，1988）。では，
神経発達症を早期発見する意義はどの程度あるのだろうか？

　早期治療によって神経発達症の症状が完全に消失するというエビデンスは，

今のところない。したがって，神経発達症の症状を治すことを唯一の目標とするのであれば，早期発見の意義はないということになる。しかし，多軸的に支援システムを捉えると，事態は異なる。神経発達症の子どもで親が最初に察知する問題は，「親の指示に従わない」「同世代の子どもと遊ばない」「落ち着きがない」「カンシャクを起こしやすい」などがある。これらは親の視点からみた表現であって，子どもの側からみると問題の内容は異なってくる。すなわち，「自分はやりたくないのに親が強要して困る」「同世代の子どもには興味がない」「じっくり遊べるものを提供してもらえない」「戸惑うことが多くて不安」などとなる。親が自分側の視点しか持たず子どもの視点に気づかずにいると，親自身の焦りから過剰な叱責や強引な抑圧を喚起しかねない。叱責や抑圧は子どもの側にさらなる違和感を生じ，親も子どもも慢性的にストレスを蓄積していく。このような事態が続くことが子どもに思春期以降のうつ，不安症，ひきこもりなどの二次的な問題を生じさせる遠因になることは想像に難くない。

　乳幼児期に神経発達症を早期発見し，支援を早期から開始することは，このような二次的な問題の予防という観点からはきわめて重要となる。すなわち，親が自らの問題と子ども本人の問題とを分離し，自らの悩みを相談しながら子どもの視点に立った育児の方法と支援の受け方を学ぶことについては，開始時期が早いほど効果的である。二次的な問題を生じてしまった事例における社会不適応の深刻さを考えると，早期発見・早期支援の費用対効果は計り知れない。

Ⅲ　「発達の里程標通過のノルマ化」による
不適応リスクの増加

　近年，発達心理学の進歩とその知識の一般への普及によって，年齢ごとの発達の里程標に関する情報に親たちが触れる機会が増えている。実はここに，神経発達症の二次的な問題の誘因となる陥穽が潜んでいる。発達の里程標は，多数の子どもで観察された結果を年齢に沿ってつないでいったものである。それはあくまで観察結果から導き出した法則や傾向に過ぎない。ところが，これをしばしば「正常（あるいは定型）発達」などと呼ぶために，専門家以外の人たちはこれを法則でなく，すべての子どもが従うべきノルマとみなしてしまう。法則ならば例外がつきもので人為的操作は難しいが，ノルマとなると例外は許されず責任が親に降りかかってくる。正常（定型）発達への準拠を自らのノル

マとして課した親たちにとって，神経発達症の子どもを持つことは，ノルマを達成できない親自身の能力不足の象徴と意識されやすい。そこで，親はノルマに少しでも近づけようと焦り，否認，叱責などの接し方が増えてしまう。

　このことは，近年の臨床事例の増加とも関連するかもしれない。かつてわが国では，「男の子は3歳くらいまで言葉が出なくても，後で出てくるから大丈夫」と考える人が多かった。5歳頃まで母乳を与えられる子どもや小学生になっても落ち着きのない子どもがいても，比較的許容されていた。発達の里程標に関する知識が浸透していない分，逆に発達の多様性が許容されていたともいえる。こうした事例のなかには，当然神経発達症の人たちが含まれていたはずであり，不適応を呈してしまったケースもあったはずであるが，一方では成人期には社会適応できるようになった人も多くいたものと思われる。ところが近年では，なまじ発達の里程標に関する知識が普及したために，「〇歳なのにまだ××ができない」という気づきが亢進しやすい。気づくのはよいことではあるが，いま目の前でわが子にみられる里程標からの乖離が将来どうなるのかの見通しがわからないために，不安や焦りを募らせてしまうのである。

　親支援において最初に行うべきことは，発達の里程標に関する知識をもとに親が自らに課してしまったノルマから親の心理を解放し，「発達は画一的なものではなく例外がいくらでもある」という視点を提供することである。さらに，わが子が例外的な発達を示すからといってその原因を親の育て方に求めるのではなく，むしろ子どもの個体側における生来性の要因が大きいということを伝える必要がある。近年では神経発達症の子どもたちが示す発達の特性に関する研究が進み，それぞれの特性に沿った育児や教育法に関する情報も増えてきた。そうした情報を親に提供し，子どもの状態と将来の目標に関する的確なビジョンを持って育児に臨むことができるよう支援することが重要である。

Ⅳ　どこまでを早期支援の対象に含めるべきか

　ごく薄くでも神経発達症の特性を示す人たち全体の対人口比は，おそらく10％を上回る。その大部分は，乳幼児期のうちになんらかの発達特性を示すことから，技術次第で早期発見と早期支援が可能である。ここで重要なのは，神経発達症の特性を示す子どもたちすべてに「障害」の刻印を押す必要はないということである。もちろん，狭義の神経発達症群ではいずれ手帳取得などの障

害対応が必要となるが，早期から支援を開始することによって，成人期に発達特性は残るが社会適応できる状態にまで成長を支援することが可能となる子どもたちも存在する（第17章を参照）。

　乳幼児期になんらかの発達特性を示した子どもたちで，その発達特性が成人期に完全に消失したと断言できるケースを，筆者は経験していない。ごく薄く発達特性が残っている人は，他人の意見に左右されず自分の信念を貫くことができる，興味のあることに熱中してスキルアップできる，活動的であるなどの個性がかえって仕事や趣味に生かされるようになる。発達特性を皆無にすることを目標にするよりも，それぞれの特性を生かしたライフスタイルを自分自身の力で作っていけることを目標とすることの方が重要である。

　以上のことを合わせて考えると，たとえごく薄くでも乳幼児期になんらかの発達特性がみられる場合には，発達特性に即した早期支援を開始する方がよい。

V　早期発見技術の進歩に伴う親支援のジレンマ

　近年，先進的な地域では，神経発達症のもっとも主要な群である自閉スペクトラムの大半が1歳半健診で把握されるようになっている。知的発達の遅れのない高機能例は1歳半健診では把握が難しい場合もあり，家庭内で家族と生活している時には特に問題に気づかれにくいが，保育園・幼稚園で同世代の子どもたちとの集団生活がはじまると間もなく問題に気づかれることが多い。これらのケースでは，保健師，保育士，幼稚園教諭などが親よりも先に子どもの問題に気づくことになる。このような場合に子どもの問題を親と共有するのは，きわめて重要かつ困難な課題である。

　早期発見の精度が高くなった時の乳幼児期の親支援における最大のテーマは，「子どもの発達に問題があることを家族に対して誰が，いつ，どのように伝えるべきか」である。保健師，保育士，幼稚園教諭などが子どもの問題に気づいても，親が同様に子どもの問題に気づいているのかどうかはわからない。仮に気づいているとしても，そのことを他者から指摘された時に，どのような反応をするかはわからない。ましてや，「障害かもしれないから専門機関で診てもらうように」などと勧めていいものかどうか，判断がつかない。このような悩みを各地の保健師，保育士，幼稚園教諭から頻繁に耳にする。

　親がわが子の発達の問題に気づくのは，知的障害を伴う自閉症で1歳半頃

(Ornitz et al, 1977)，アスペルガー症候群で2歳半頃（Howlin & Asgharian, 1999）であるとの報告がある。これらの報告では，子どもが神経発達症の診断を確定される時期がそれよりも2〜4年遅く，そのために親が不安な期間を過ごすことになると指摘する。ところが，いざ1歳半健診で発達の問題に専門家が気づいた時，すぐその場で親に伝えることもまた，きわめて難しい。保育士や幼稚園教諭が子どもの発達の問題に気づいた場合もまだ同様である。親は，たしかに子どもの発達の問題に気づいてはいる。しかし，その問題を将来にわたって続き，成人後も固定する神経発達症であるとまで捉えることは少ないのである。この時期の親は，「子どもの発達の問題に気づいて心配である」状態と「今見えている問題は一過性であり，いずれ消失すると思いたい」状態との間で，アンビバレントな心理状態に置かれることになる。

　子どもの発達の問題を親に伝える際のジレンマが，もう一つある。神経発達症の人たちはすべての領域における発達が一様に遅れているのではなく，領域によって発達にアンバランスさがみられるのが特徴である。当然ながら子どもの発達の問題を親に伝えるときには，子どもの苦手な領域を指摘しなければならない。しかし，支援においては，苦手な領域を訓練することよりも得意な領域を伸ばすことの方が重要である。このことをうまく伝えるのが難しい。わが子に苦手な領域があると知らされた親の多くは，早い時期から訓練を重ねればいずれ正常（定型）に追いつくのではないかと考えるものである。苦手な領域が限局すればするほど，また苦手さが軽微にみえればみえるほど，その考え方は強くなる。しかし実際に訓練してみると，ことはそう簡単に解決しない。その結果，親の焦りは強くなり，子どもに対する否認や叱責が徐々にエスカレートし，二次的問題が発生するリスクを高めてしまう。一方，苦手な領域について明確な指摘を避け，得意な領域だけを指摘するのでは，親に子どもの発達特性を認識させることができない。「専門家が何も指摘しないのだからうちの子は大丈夫」と考えた親もまた，結局は子どもの苦手な領域に目を向けがちとなり，「大丈夫な子だから苦手なこともがんばれば克服できるはず」という考えのもとで過度な訓練を課すことになってしまう。

VI　支援しながら評価，評価しながら告知

　子どもの発達の問題を親に伝える際には，子どもの発達に得意な領域と苦手

第18章　神経発達症の乳幼児期における親支援——気づきから診断の告知まで——　167

な領域があることを具体的に示すこと，および，その特性が生涯続く可能性が高いことを確実に伝えることが重要である。その上で，苦手な領域の訓練に比重をかけすぎることが二次的な問題のリスクを高めること，得意な領域を伸ばすことによって本人の自己肯定感を高めることこそが最も必要な支援であることを伝えなければならない。

　とはいえ，子どもの発達の問題について伝えたときに，すべての親が一様な捉え方をするわけではない。子どもの発達の問題を親に伝えるにあたっては，親のパーソナリティや家族内力動について評価を行う必要がある。ここで，支援－評価－告知という循環を繰り返していくことが重要である。乳幼児健診の場や保育園，幼稚園などで子どもの発達の問題に気づいた場合，まずは親に簡単に伝えてみて，親がすでにその問題に気づいているかどうかを確認する。次に，その問題への対策となる支援プランを提案し，親の同意のもとで実践してみる。ある程度実践したところで，その結果について評価し，それを親に伝えるとともに，親の反応を評価する。その上で，さらに次の支援プランを立てる，という具合に進めていく。評価，支援プラン，実際の支援内容とその結果によって，支援者と親との間にどのような信頼関係ができるのかも，評価しておく必要がある。

　たとえば，幼稚園で興味のあることへの集中力と記憶力は高い反面，興味のないことでは集団活動から大きく逸脱してしまうという評価がなされた子どもの場合，逸脱しやすい場面（たとえばお遊戯）のなかに本人の好きな題材（たとえば数字と電車）を取り入れた活動を組み込んでみる。それで逸脱が減少するようであれば，そうした子どもの特徴を親に伝えて親の反応をみるのである。ひとりの親だけでなく，両親やその他の親族の力動も併せて評価しておくとよい。

　仮に親がすでに子どもの問題に気づいていたとしても，他者から問題だけを指摘されると非難されたような感覚をもつことが多い。しかし，その問題への対策を立て，実行し，結果を検証というプロセスを共有しようとする姿勢を示す支援者に対しては，信頼を寄せる可能性が高まる。一定の信頼関係が成立すれば，専門機関への受診への動機づけも可能となる。重要なことは，「自分の手に負えないから専門家にみてもらってくれ」ではなく「自分が子どもを適切に支援していくための専門的な評価を受け，それを今後に生かしたい」との姿勢が親に伝わるかどうかである。

　医師による診断の告知もまったく同様である。乳幼児期では，発達特性があ

ることまではわかっても，成人期に障害対応が必要となるかどうかまでは予測ができない場合が多い。しかし，発達特性がどんなに薄くても見られる場合，発達特性が将来なくなると安易に太鼓判を押すことは厳に戒めるべきである。診断名を伝えるかどうかは保留せざるを得なくても，その子どもが示す発達特性をきちんと解説し，そのような特性は将来にわたって程度の差はあっても残る可能性があることを伝えるべきである。その際，発達のアンバランスさを解消することを目標にするのではなく，二次的な問題が将来併存することを予防することが目標であることを明確に伝える必要がある。親は，現象面ではわが子の特徴に気づいている場合が多い。その特徴が将来障害として固定するかどうかは医師の説明を聞いてもピンとこないかもしれないが，そうした特徴をもつ子どもが社会集団で疎外されるのではないかという漠然とした不安を持っていることは多い。そうした不安に共感し，早期から対応することで予防が十分可能であると伝えることは，親にとっても将来の展望の一部が示されることになる。

おわりに

　神経発達症の子どもを持つ親への支援のなかでももっとも重要かつ配慮を要する気づきから診断告知までの時期の支援について述べた。早期発見の技術は，早期支援の技術と表裏一体となって進歩していかねばならない。より早期に支援を開始することが，本人だけでなく親の精神保健の一助になるような包括的な取り組みが求められる。

　診断の告知は，その後の長い支援のほんの序章に過ぎない。親が子どもの特性をある程度受け入れ，その特性について学び，適切な社会資源を利用しながら育児を進めていくためには，息の長い継続的な支援体制を保障する必要がある。

第19章

「つなぎ」の視点からみた
神経発達症の支援

はじめに

　神経発達症は，早ければ乳児期，遅くとも就学前後までには特有の発達特性が顕在化し，すべてのライフステージを通じて何らかの支援ニーズが持続する。一見特性が目立たない人も，周囲の人と自分との違いに悩む，誤解されて孤立するなどの問題が生じることがあり，その結果として抑うつや不安などの精神症状の出現，いじめ被害，不登校，ひきこもりといった二次的な問題を呈することがある。また，子どもは環境によって心理的影響を受けやすい。とくに，主たる養育者の不在や虐待などは情緒発達に大きな影響を及ぼす。そこで，家族機能への介入や適切な生活環境の保障がきわめて重要となる。さらに，子どもの精神保健は，学校教育の関与による影響を強く受ける。教科学習，課外活動，友人関係などは，子どもの知的発達や人格形成にとって重要な役割を果たす。学校を卒業後の職業生活や地域生活では，本人の特性に配慮した環境が得られるかどうかによって，メンタルヘルスが大きく左右される。以上より，神経発達症の子どもたちを地域で支援するためには，保健，医療，福祉，教育，労働，司法等の多領域連携による息の長い支援モデルが必要となる。

　本稿では，連携において鍵となる「つなぎ」の視点から，神経発達症の地域支援体制のあり方について述べる。

I　チーム・アプローチのあり方

　支援体制を実際に稼動させる際には，チーム・アプローチが不可欠である。チーム・アプローチのあり方を考える枠組みについては，リハビリテーション医学で提唱された臨床におけるチーム・アプローチの三つのあり方が参考になる（Turner-Stokes, 2003）。

　多職種参加型チーム（multidisciplinary team）は，領域の異なる複数のチーム・メンバーが，それぞれ相互の関係をもたず，ほぼ独立に別々にクライエントに関わるアプローチである。個々のスタッフの活動は自分の専門領域に限定され，他のスタッフの領域には関わらない。このため，クライエント側からみると，方針のばらつきがみられる，対応漏れの領域が残されるなどの問題が生じやすい。

　多職種協業型チーム（interdisciplinary team）は，チーム・メンバーが相互に連絡をとりながらクライエントに関わるアプローチである。複数の異なる職種のスタッフが別々に関わるところは多職種参加型チームと同様であるが，定期的なミーティングやカンファレンスなどによってスタッフ同士がコミュニケーションをとり，役割分担を確認するところが異なる。これにより，一貫した方針で，対応漏れを生じることなく支援することが可能となる。

　超職種型チーム（transdisciplinary team）は，クライエントもチームの一員であるとみなすことと，クライエントに関わるキーパーソンを明確にし，そのキーパーソンがほとんどの領域を担うことを特徴とする。他職種は，定期的にアセスメントと部分的な支援を行いながら，そのクライエントの支援に必要な専門知識や技術をキーパーソンとなるスタッフに助言することによって間接支援する。クライエントに直接関わるスタッフが絞られるため，アクセシビリティがよく，方針の一貫性がより高まり，個別性の高い支援が可能となる。

II　三階層モデル

　神経発達症の特性のある人たちは，必ずしも全員が医療の対象となるわけではない。したがって，神経発達症に関する理解のある心理・社会・教育的支援を充実させて，そこを中心とした支援体制をつくり，必要に応じて医療にアクセスするというモデルのほうが妥当である。そこで筆者は，「日常生活水準の

支援」（レベルⅠ），「専門性の高い心理・社会・教育的支援」（レベルⅡ），「精神医学的支援」（レベルⅢ）からなる三階層モデルによる支援システムづくりを提唱した（本田，2012）。

　レベルⅠの支援を担うのは，乳幼児期は市町村の母子保健や保育・幼児教育，学齢期は学校，成人期はハローワーク等であり，レベルⅢの支援を担うのが医療機関（神経発達症の診療のできる小児科，児童精神科，精神科）である。専門的支援に関する現場の主役は多くの場合レベルの支援であり，これを担うのは，乳幼児期は児童発達支援センターや児童発達支援事業所，学齢期は特別支援教育や放課後等デイサービス，成人期は就労系障害福祉サービスなどである。日常的に最も子どもや保護者との接点が多くなるのはレベルⅠのスタッフであるため，レベルⅠのスタッフがどれだけ子どもの特性を把握して，それに応じた支援ができるようになるかが鍵となる。そのためには，レベルⅠのスタッフをレベルのスタッフが後方支援する構造が必要である。幼稚園・保育園から小学校へとレベルⅠの環境が移行する際にも，レベルのスタッフが後方支援する体制が引き継がれることが求められる。

　前節のチーム・アプローチとの関連でいうと，超職種型チームにおけるキーパーソンがレベルⅠの水準の支援を担い，それをレベルⅡ，Ⅲの支援者が後方支援するチーム体制を取るようなイメージとなる。

Ⅲ　システム・モデルと「インターフェイス」の設置

　フォン・ベルタランフィ（von Bertalanffy, 1968）によれば，システムとは相互に作用する要素の複合体と規定される。単なる個の寄せ集めではなく，それぞれの要素が相互に作用し合いながら，複合体全体で何らかの機能を発揮するのがシステムである。

　神経発達症の支援では，個人の支援者がひとりですべてを行って完結できる領域ははとんどなく，当事者およびその家族の支援には，実に多くの領域からさまざまな職種が関与する。しかも，関与する領域の比重を変えながら長期にわたって支援が継続される。さまざまな支援の機能をサブシステムとして位置づけ，それらが有機的に結びついてひとつの集合体としての支援環境を提供するようなシステムをコミュニティの中につくっていくことが重要である（本田，2010）。

システム・モデルは，システムづくりの要であり，実用に耐えるモデルを考案できるかどうかがその成否を決定するといっても過言ではない。目的の明確な機能，それを担うサブシステム，サブシステム同士の関係がそれぞれ明示されたシンプルで柔軟性のあるモデルであることが望ましい。

　基幹をなすサブシステムを担う部署と人材の確保も必要条件に含められる。システム・モデルづくりを現場主導で行う際には，現場の実情に即してどのサブシステムを既存のどの部署が担うのか，あるいは新設すべき部門や事業はあるのかどうか，といった検討を並行させて行うことが重要である。

　地域支援システムをつくるには，基本的なシステム図を描いておく必要がある。その際，具体的な支援の場をサブシステムとして想定するだけでなく，それらをどのような関係でつなぎ，連携させるかも意識しておかなければならない。

　構成する要素を担う職種や部署間の関係をどのように規定するのかもシステム・モデルに明示される必要がある。縦割りの組織で構成されるわが国の公的サービスでは，連携が保障されにくい。行政が描くいわゆる「ポンチ絵」は，往々にして組織中心の構図となっている。組織は四角や丸などの図形として描かれ，図形の中に名称が書かれている。しかし，連携はベクトルのように矢印一本で，せいぜい横に「連携」の文字が書かれているだけであることが多い。誰がどのように行うかが明示されないままに，実際の運用は現場に丸投げされてしまうことがしばしばある。地域システムづくりにおいて本気で連携を考えるのであれば，システム図の中でベクトルでなく四角や丸といった面積のある図形として連携を記載するとともに，どのような法制度上の根拠に基づいた何という事業で，どの組織あるいは職種が担うのかを明記し，連携という機能を専属で担う人を配置しなければならない。

　筆者らは以前に横浜市での実践を通して，早期発見から支援導入までの神経発達症の地域支援システムのモデルを考案し，"DISCOVERY" という呼称をつけた（Honda & Simizu, 2002）。この中で筆者らは，システムを構成するサブシステム間をつなぐ「インターフェイス」を鍵概念として提唱した。具体的な支援の場をサブシステムとして想定するだけでなく，それらをどのような関係でつなぎ，連携させるかも意識しておかなければならない。そのような，つなぎ・連携を主たる機能とするのがインターフェイスである。たとえば，神経発達症の発見の場と診断の場をつなぐインターフェイスでは，スクリーニングで避けることのできない偽陽性例や偽陰性例への対応を行う。また，子どもの

発達の問題に対する保護者の気づきと介入を受けることに対する動機づけを行い、診断の場へのスムーズな移行を促す機能をもたせる。

　診断と支援をつなぐインターフェイスでは、診断・評価を精緻化すると同時に、本格的な支援への導入をはかる。幼児期では、診断と評価が未確定である、療育への保護者の動機づけが難しい、などの理由で、診断から本格的な支援へのスムーズな移行が困難であることがしばしばある。そこで、支援を二つのステップに分け、診断・評価の精緻化と保護者への動機づけを目的とした支援と、児童発達支援センター、児童発達支援事業所などによる本格的な支援とに分ける（Honda & Simizu, 2002；清水・本田, 2012）。

　DISCOVERY モデルは、診療所機能と児童発達支援センターの機能を併せもつ大規模な拠点施設を有する政令指定都市のシステム・モデルとしては有効であるが、医療と福祉の社会資源がバラバラに存在している自治体ではうまく適用できないところがある。そこで筆者は、インターフェイスを導入するという DISCOVERY の考え方と前述の三階層モデルの考え方とを組み合わせた地域支援の骨子となるモデルを考案し（本田, 2014）、それを改変した（本田, 2016）。さらに、これをもとにして各地域の実態に合わせた支援体制を分析するための地域診断ツールを作成して、「神経発達症の地域支援システムの簡易構造評価（Quick Stractural Assessmnt of Community Care System for neurodevopmental disorders; Q-SACCS）」と名づけた（本田ら, 2017；図1）。Q-SACCS については、概要、記入法、実践例、関連資料からなるマニュアルと解説動画を作成し、マニュアルのダウンロードと解説動画の閲覧ができる専用ウェブサイトも作成している。

Ⅳ　地域特性に応じた地域システムづくり

　システム・モデルの原理に汎用性があっても、それを各地域で実現するためには具体策が必要であり、そのためには地域の特性を十分に分析しなければならない。人口規模、自治体の経済状態、住民の社会経済階層、専門の支援者を養成する教育機関の有無な、どのさまざまな要因によって、具体策には共通点と相違点が生じてくるかもしれない。

　平成25～27年度に実施された厚生労働科学研究費補助金「神経発達症児とその家族に対する地域特性に応じた継続的な支援の実施と評価」（研究代表

■Q-SACCS （青：事業化できている，赤：明確化が課題，緑：機能強化が課題）

〈市町村名〉〈人口：人〉	0〜3歳	継時的インターフェイス（引き継ぎ）5W1H	4〜6歳	継時的インターフェイス（引き継ぎ）5W1H	7〜15歳	継時的インターフェイス（引き継ぎ）5W1H	16〜18歳	継時的インターフェイス（引き継ぎ）5W1H	19〜35歳	継時的インターフェイス（引き継ぎ）5W1H	36歳〜
レベルⅠ（毎日）日常生活水準											
共時的インターフェイス（情報共有，紹介）5W1H											
レベルⅡ（定時的）専門療育的支援											
共時的インターフェイス（情報共有，紹介等）5W1H											
レベルⅢ医療的支援	●●病院〈内・外〉	・継続・	●●病院〈内・外〉	・継続・	●●病院〈内・外〉	・継続・	●●病院〈内・外〉	・継続・	●●病院〈内・外〉	・継続・	●●病院〈内・外〉

・事業の全てを自治体職員で実施○，一部の機能を外部に委託△，全てを外部に委託□，を記入してください。

レベルⅠ：日常生活水準　レベルⅡ：専門性の高い心理・社会・教育的支援　レベルⅢ：精神医学的支援
白い枠：サブシステムに該当する取り組み・事業・機関等　灰色の枠：インターフェイスに該当する取り組み・事業・機関等
記入に際しては，自治体の支援体制の特徴・強み・課題を明確にするために，取り組み・事業・機関等に記号（○，△，□）をつけ，色分け（青，赤，緑）して記入する。

図1　神経発達症の地域支援システムの簡易構造評価（Q-SACCS）記入用シート：全ライフ・ステージ用（https//q-saccs.hp.peraichi.com/）

者：本田秀夫）では，特性の異なるいくつかの地方自治体を選び，地域の特性に応じた神経発達症の支援システムの現状を調査した。最終年度に作成された「提言」では，政令指定都市，中核市・特例市・特別区，小規模市，小規模町村に分けて，それぞれの人口規模に応じた神経発達症の早期支援体制のあり方について提言している。発達障害情報・支援センターのウェブサイトに別途アップロードされているので，参照されたい。

　政令指定都市や中核市の中には，公立の児童発達支援センターを拠点として

支援を行い，そこに診療機能や地域連携を含めた中核機能をもたせている自治体が存在する。このような拠点施設があれば，専門家をそこに集約して神経発達症の特性に特化した専門的な支援を保障することができる。このようなやり方をとる場合の課題としては，福祉施設を軸として設計することから定員が設けられているため，支援サービスを受ける子どもと受けられない子どもとの間でサービス格差が生じやすいことである。施設サービスを中心としたシステムの場合，定員オーバーした子どもたちへの対策が逆にきわめて手薄になってしまう恐れがある。また，診療機能をもっと，すべてのケースに対して診断がなされることを前提とした，いわゆる「医療モデル」の支援システムに偏るため，診療待機がボトルネックになるおそれがある。

　一方，本格的な専門施設をつくることが難しい小規模自治体の場合，中度～重度の知的障害の子どもたちを受け入れる単独の児童発達支援センターはあっても，それ以外の知的障害や神経発達症の子どもたちに専門的に対応できる施設は設置されていないことが多い。そこで，知的障害のない神経発達症のケースに対しては，市町村の保健師と地域の医療機関が連携しながら発見と診断を行い，地域の幼稚園・保育園でインクルージョンしていくしか方法がない。そこで，地域の幼稚園・保育園がインクルージョンを強化できるよう支援していくためのプログラムが必要となる。また，各市町村のそれぞれに高度な専門性のある機関を設置することは困難であるため，県（圏域）の基幹となるセンターを設置するなどの工夫が必要となる。たとえば，障害者基幹相談支援センターと医療機関などをうまく結びつけて，複数の市町村からなる担当地域を設定して対応するなどの方法が，各都道府県で工夫されている。

V　情報共有に際しての留意事項

　システムをつくって運用する際に，個人情報保護について熟知しておく必要があるのは，言うまでもない。支援を受ける主役は本人であり，神経発達症に関連して伝達される情報の帰属先も本人である。子どもの場合，保護者が子どもの代理人となることが多いが，虐待をしているケースなど，時に子どもの情報を保護者に開示すべきでないこともある。子どもの支援に当たる者は，まず保護者を代理人とみなすことが妥当かどうかのアセスメントから始める必要がある。以下は，子どもについては保護者が代理人とみなせる場合を想定して述

べる。

　ケースファイルを異にする組織間で個人情報を伝達する際には，本人または保護者がそのことを承知していなければならない。本人または保護者が望む場合には，組織間での情報共有を積極的に行わなければならない。それが，機関連携の原則である。

　情報共有に当たって留意すべきことは，以下の二点である。まず，情報にはともすると私情が入り，送り手の論理による情報の構成となりがちである。そのような情報を伝えることを避ける必要はないものの，受け手がほしいと思う情報も含まれていないと，受け手の読む気が起こらない。

　次に情報を受ける側は，安易に情報の送り手を批判しないよう留意すべきである。情報伝達を伴う連携においては，時系列的に後に関わる立場により多くの情報が入ることは当然である。したがって，先に関わっていた人たちよりも後の人たちのほうがより多くの情報を得られることは当たり前なのである。しばしば情報の受け手が，先に関わっていた人たちの情報不足を批判するのを目にするが，不見識として猛省すべきである。そうではなく，後から判明した新たな情報も含め，引き継いだ子どもに関するその後の経過を丁寧に，批判的な態度を一切交えずに，フィードバックする習慣をもつことのほうが重要である。また，引き継ぐ前はうまくいっていたのに，引き継いだ後にうまくいかなくなることもしばしばある。その場合，引き継ぎの前後を知る人（保護者や他機関の支援者など）の意見を重視する姿勢が求められる。いずれにせよ，情報共有が成功するか否かの鍵は，情報の受け手の姿勢にかかっていると言ってよい。

おわりに

　わが国のどこに生まれ，住み，働いていても，神経発達症に特化した充実した支援が受けられるようになることが，切に望まれる。システム思考をもちながらインターフェイスのある地域支援体制をつくることの大切さを，少しでも多くの人たちが認識できればと願ってやまない。

第 20 章

神経発達症と学校教育
——精神科医は何ができるか？——

はじめに

　神経発達症の子どもたちへの治療／支援において，教育的アプローチの担う役割はきわめて大きい。近年，ADHD の治療薬が相次いで発売されるなど薬物療法の占める位置が大きくなったが，それは教育的アプローチの役割を引き下げるものでは決してない。しかし，通常の身体医学における教育的アプローチがあくまで医療の枠組み内で行われる（たとえば糖尿病における食事指導など）のに対して，神経発達症の治療におけるそれは医療の枠組みを超えて学校教育のなかで取り組まれるときにもっともその効果が期待できるところが特徴である。逆に，神経発達症の存在に無頓着なままに通常の教育的環境に曝された神経発達症の子どもたちの中には，取り返しのつかない心の傷を背負わされてしまう場合もあり得る。したがって，神経発達症の子どもたちに対する最大の効果を引き出すための治療戦略においては，医療と教育の密接な連携が不可欠である。

　筆者は精神科医であり，神経発達症に対する学校教育のノウハウを述べる立場ではない。本章では，医療と学校教育が実りある連携を進めていく上で精神科医が心得ておくべき事項について述べることにする。なお，本章では神経発達症をわが国の「発達障害者支援法」で規定されている意味で用いることにする。

I わが国の特別支援教育が抱える両価構造

2007（平成19）年より実施されている特別支援教育におけるトピックの一つに，「個別指導計画」の導入があった。これは，個別の教育ニーズを把握し，一人ひとりの子どもに固有の支援計画を事前に立てることを主旨としている。個別指導計画の導入がことさらに強調されたということは，わが国の学校教育が元来の構造上は個別のニーズに対応していないことの裏返しである。

医療では，個別のニーズに対応するのは基本中の基本である。まず診断と評価を行い，次いで治療法を選択する。治療法は，ある程度パッケージ化されることもあるが，原則として完全に個別化されている。これらすべてのプロセスが個別のニーズに沿って行われることは，当然過ぎて議論の俎上にも乗らない。

一方，わが国の学校教育では「学習指導要領」という標準化されたカリキュラムが用意されており，各学習課題についてその内容と教える時期が決められている。授業を開始する前に子どもの学力を評価することは，原則としてない。教師は定められたカリキュラムを一斉指導によって進めるだけである。評価は，指導後にはじめて学力テストという形で行われる。ここでの評価結果は子どもの努力の結果とみなされ，テストの成績が悪くても「できなかったところはしっかり復習しなさい」と子どもの奮起を促すだけである。個々の子どもの学力の特徴によってカリキュラム側をアレンジすることは，通常はない。健康状態に多様な個人差があるように，子どもの教育ニーズも多様である。ところが，いまのわが国の学校教育では，原則としてそのような多様性を考慮する余地が少ないのである。「学習指導要領に沿った一斉指導」はわが国の学校教育の根底をなす価値観であり，多くの教師にとってこの価値観を書き換えることは相当な努力を要する。そのような通常の学校教育における価値観に変更を加えないままで特別支援教育が導入された結果，教師たちは，「決められたカリキュラムを一斉指導で教える」という価値観と，「個別ニーズに応じて個別指導計画を立て，カリキュラムを改変する」という特別支援教育の価値観という両価構造のはざまに立たせられることになった。特別支援教育を担う現場の教師の中には，このような両価構造を克服し，生徒の個別のニーズに沿ってカリキュラムを巧みにアレンジしながら授業を進めている人たちが数多く存在することも事実である。しかし，特別支援教育を担う教師の中には，必ずしも特別支援

教育を専攻しておらず職場のローテーションで配置されたという場合も少なくない。それまで一斉指導の価値観のみを培ってきた教師が特別支援教育に配置された途端にまったく正反対の価値観に基づく職務に携わらねばならなくなる，その戸惑いは医療スタッフの想像を超えたものである。医療と教育との連携の場においてコミュニケーションの齟齬を防ぐには，医療スタッフがこのことを肝に銘じておくことが重要である。

Ⅱ　学校教育における障害への配慮の分類

　障害のある子どもに対する学校教育の配慮の仕方には，三通りある。一つめは，障害の存在に対して何の配慮もせず，通常のカリキュラムを進めるというやり方である。これを「無配慮」と呼ぶことにする。障害による問題の所在とカリキュラムの内容との関連がほとんどない領域では，このやり方で問題ない。心機能障害の子どもに対する数学の教育などがこれに当たる。二つめは，障害へのケアを優先して通常よりも課題の負荷（難度，強度，量など）を下げて教育を行うというスタンスである。これを「低負荷型配慮」と呼ぶことにする。通常の授業を提供することが障害に対して悪い影響を及ぼす場合にこのやり方がとられる。心機能障害で運動制限を要する子どもに対する体育の授業のような場合がこれに当たる。知的障害の子どもに対する特別支援教育の考え方も，基本的には低負荷型配慮といえる。三つめは，障害に対する治療的行為そのものを学校教育のカリキュラムに組み込んでしまうというやり方である。これを「特異的治療型配慮」と呼ぶことにする。通常の学校教育のカリキュラムにはないその障害特有の治療的行為でも，障害克服のために益することであれば特別支援教育の教科として取り込んでしまうという考え方である。視覚障害の子どもに点字を教える場合や，聴覚障害の子どもに手話を教える場合などがこれに当たる。

　では，神経発達症に対する学校教育においては，どのような配慮が望ましいのであろうか。神経発達症のように，問題の所在が学校の主たる活動である教科学習そのものにある場合，通常のカリキュラムでは十分に理解できない科目に対する配慮は低負荷型配慮が中心になるであろう。判断が分かれるのが，ADHD における多動，衝動性および不注意，自閉スペクトラム（AS）における対人行動の異常や興味の限局等に由来してみられる集団適応のさまざまな困

難さに対する配慮のあり方である。多動と不注意を例にとってみよう。学習指導要領の中には，着席し続けることや忘れ物をしないことを授業で教えるという規定はない。この場合，無配慮の方針をとるならば，授業中いくら離席しようが忘れ物を繰り返そうが，それとは無関係に決められたカリキュラムに沿って授業を進めることになる。低負荷型配慮であれば，多動な子どもに対しては長時間の集中を要しない難度と量にカリキュラムを調節するという発想が必要となる。特異的治療型配慮では，たとえば忘れ物を防止するための工夫の仕方を教える授業を設定するという発想になる。

ASではどうであろうか？ ASの子どもたちは一斉授業のなかでしばしば苦痛を感じる。通常の子どもたちが一斉授業を問題なく受けることができるのは，授業内容にある程度の興味をもてることと，「同じことでも一人でやるより皆で一緒にやる方が楽しい」という価値観をもっているからである。ところがASの子どもたちは，特有の限局された興味のため，他の子どもたちの多くが興味をもつことでも興味をもてないことがしばしばある。さらに，「同じことでも一人でやるより皆で一緒にやる方が楽しい」という価値観を，ASの子どもたちの多くは先天的には持っていない。また，通常の一斉授業では，教師が主として口頭による一斉指示を出すことが多い。多くの子どもたちにとっては何ということのないこの「口頭の一斉指示」が，ASの子どもたちにとってはきわめて理解困難なものである。ASの子どもたちの多くは視覚モダリティによる情報入力に強く注意が向けられてしまい，聴覚モダリティによる情報入力のみではピンとこないからである。また，授業のところどころでは，特定の生徒に対する指示や質問がなされる。ASの子どもは，人の発した言葉にベクトルがあること，つまり，その言葉を発した人と向けられた相手があることに対する気づきと理解に困難がある。したがって，教師の発した言葉のうちのどれが一斉指示でどれが特定の個人に向けられたものかを直感的に判別することが難しい。

ASの子どもたちにとってもっと悩みが深刻なのは，多くの子どもたちにとって最も楽しいはずの休み時間や課外活動などの他児との交流の時間である。子どもたちの視点からみると，学校は教科を勉強する場であるとともに，いやそれ以上に友だちとの交流を深める場である。しかし，子どもたち同士の交流を深めることは，学校教育においては派生的，付随的なものとみなされている。交友関係の作り方や維持の仕方などを授業で教えることは，通常はまずあり得

ない。むしろ教師の介在しない休み時間などの時間帯に，遊びなどを通じて自然に身につけるべきものと考えられている。ASの子どもたちにとって，自然に友だちを作り，友情の維持の仕方を身につけることは，きわめて困難である。

　このようなASの子どもたちに対して，どのような配慮が必要であろうか。無配慮だと，ASの子どもが興味をもてない内容のカリキュラムを，ピンとこない一斉指示で淡々と進めることになる。低負荷型配慮では，カリキュラムの内容と指示の方法をASの子どもにも理解しやすく興味がもてるように改変することを教師が試みることになる。特異的治療型配慮では，交友関係の作り方，維持の仕方を授業の形で丁寧に教えていく，などが考えられる。

　子ども本人の精神保健の視点から考えると，無配慮はADHDやASの子どもにとってきわめて侵襲的である。授業の内容がよく理解できない状態，あるいは集中の限界を超えた状態で長時間その場にいなければならず，しかもコミュニケーションが苦手であるためにうまくSOSのサインが出せないままに何年も経過してしまう。これは，一種のネグレクトといってよい。低負荷型配慮によって，このような侵襲性は回避できる。近年の特別支援教育では，低負荷型配慮が必要であることまではコンセンサスができてきていると思われる。特異的治療型配慮については，筆者の印象としては，その必要性を感じている教師は多いものの，通常学級の場のみでは実践が困難であるようである。

Ⅲ　通常学級におけるインクルージョンの理念と実践

　知的に遅れのない神経発達症の子どもたちは，通常学級に所属し，大多数の定型発達の子どもたちと一緒に授業を受け，休み時間や課外活動を共にする。その中で無配慮のままでいると，彼らはさまざまな困難を感じ，学年が上がるにつれて孤立感を感じたり，いじめを受けたりするようになり，やがては不登校やひきこもりへと発展していくことも少なくない。インクルージョンとは，障害の有無を問わず同じ社会環境の中で生活し，教育を受けるべきであるという理念であるが，同じ集団に属しさえすれば何とかなると考えることは，神経発達症の子どもたちに対しては無配慮の弊害に陥る危険を伴う。神経発達症の子どもたちが通常学級の中で十分に理解と興味をもって取り組むためには，特別な配慮が不可欠である。そのためには，彼らには特別な配慮が必要であり，それが当然の基本的人権であるという理念を本人，保護者，教師，さらにはク

ラスメートとその保護者たちがしっかりと認識できるような風土を学校全体として保障する必要がある。

そのような風土が学校に根づくためには，医療の関与が必要であろう。なぜならば，前述したように「学習指導要領に沿った一斉指導」はわが国の学校教育の根幹をなす価値観であり，多くの教師にとってこの価値観を書き換えることは相当な努力を要するからである。そして，学校に子どもを通わせる保護者たちも知らず知らずのうちに同じ価値観を共有してしまい，そのためにわが子の示す問題に対する悩みをより深めがちであることにも留意すべきである。近年，就学前に早期発見され，早期から支援を受ける神経発達症のケースが増加しつつある。診断と支援の方針が早い時期に的確に伝えられ，早期支援によって個別のニーズに適切に対応することの効果を知った保護者は，就学前から適切な配慮を学校に求めるようになる。そのような保護者が増えることが，特別支援教育を学校全体に根づかせる風土をつくる最も強力な推進力となる。ここにも早期診断，早期支援の重要な意義がある。

Ⅳ　通級による指導の意義

近年，神経発達症に特化した教育を学校教育システムの中で行う場として，通級指導教室が全国各地で整備されている。通級指導とは，通常の学級に在籍する心身に軽度な障害のある小学校，中学校の児童生徒が，特別な指導の場（通級指導教室）に通いながら通常の学級とは異なる特別の指導を受けるもので，1993年に法制化された。通級指導の対象は，「通常の学級での学習におおむね参加でき，一部特別な指導を必要とするもの」とされる。2006年に文部科学省が学校教育法施行規則の一部改正を行い，情緒障害の中に長い間含まれてきた自閉症を独立して規定するとともに限局性学習症（LD），ADHDを新たに通級指導の対象とし，神経発達症が通級指導の対象として明確に規定された。これ以降，通級指導教室に通級する神経発達症の児童生徒数は爆発的に増加している。

横浜市を例にとると，①対人意識と社会性の向上，②コミュニケーションを円滑に行えるようにすること，③情緒の安定を図ること，④行動上の問題の改善を図ることが指導の目標に据えられている。これらの目標設定は，特異的治療型配慮に特化したものといえる。

神経発達症に対する通級指導は，個別指導の形態で行われる地域もあるようであるが，横浜市では小集団指導を主たる形態として行われている。筆者の私見では，この小集団指導という形態は上記のような特異的治療型配慮以外にも重要な意義が潜んでいる。それは，同様の特性をもつ少数派同士の仲間づくりの機会が保障されるという意義である。発達が非定型であることは，本来は価値中立的である。それは，たとえ生物学的に定型と異なっていても，である。しかし，社会構造はどうしても多数派である定型の人たちを中心に形成されてしまうため，非定型の人たちは社会的ハンディキャップを背負うリスクが高まる。このような，神経発達症の人たちが社会的少数派であることによるハンディキャップに対する支援の考え方として，筆者は「ネスティング（nesting）」という理念を提唱している（第22章）。これは神経発達症の人たちの活動拠点となる場を意図的に保障する技術論であり，具体的には共通の認知発達と興味を介した小集団を計画的に新規作成することである。学齢期になり対人意識の高まってきた段階の子どもたちにとって，ネスティングは仲間づくりを促進し，その集団を自分たちの活動拠点として位置づけることに大きく寄与する。このことは，適切な自尊感情と社会参加への動機づけを育むための重要な基盤となり得る。

通級指導教室に通わせる保護者も担当する教師たちも，通常学級での適応改善を通級指導の唯一の目標としがちである。そこには，通級指導教室は通常学級で適応できるようになるまでの仮の所属という意識がある。しかし，通級指導教室に通う子どもたちの多くは，通級指導教室を楽しいと感じ，そこに集まる子どもたちに対して通常学級のクラスメートよりも親近感を感じるようである。もし通級指導教室を運営する教師たちにネスティングの発想と技術論があれば，通級指導教室を拠点とした社会参加の促進をより意図的かつ強力に行える可能性があるように思われる。

V　医療と学校教育の連携のあり方

神経発達症のある学齢児に対する支援では，医療と学校教育の密な連携が重要であることは，すでに述べた。では，実際の連携はどのように進めていけばよいのであろうか。筆者らは，これまでに横浜市および全国の情緒障害通級指導教室の担当教師と地域療育センターの医療スタッフとの連携のあり方につい

て研究し，それをもとに医療と教育の連携のあり方についていくつかの論文を出版している（清水ら，2002；清水・本田，2003b；笠原ら，2008；清水，2010）。詳細はそちらを参照していただくことにして，ここではその概略を簡単に述べる。

医療が教育との連携を発展させるための原則は，まず教育が主役で医療が脇役であることを，現場のスタッフがよく認識しておくことである。これは，医療の役割が小さいということではない。神経発達症に関する先進的な知識を有し，ケースに関する全体像を包括的に把握できるのは，医療である。しかし，特に学齢期において神経発達症の子どもに対する支援を最も密に行うのは，学校教師である。したがって，医療の側が有しているさまざまな情報や知識をいかに学校現場に伝承し，実践に活用してもらうかが，支援の成功を左右する。すなわち，医療が教育の優れた脇役になれるかどうかが，連携の鍵である。

連携においては，医療と教育の両者が互いの信頼関係に立ち，双方向の意思疎通が十分に行われる必要がある。その際には，連携の深さのレベルがあることを認識しておくとよい。もっとも浅いレベルの連携（レベルⅠ）は，総論的知識を医療側から教育側に伝達する支援である。教師を対象としたセミナーで医師が講師を務めるなどの場合がこれにあたる。

次のレベル（レベルⅡ）は，個別の事例の教育方針にかんするコンサルテーションである。単なる総論ではなく個別の事例に関する支援である点で，レベルⅠよりも深い連携である。しかし，システム化されていない点に限界がある。

最も深いレベル（レベルⅢ）は，医療と教育が複数の事例を常に共有し，必要に応じて即座に密な意思疎通をとることが可能であり，その状況のもとで定期的なカンファレンスが行われるというものである。これが可能になるには，現場の個々のスタッフの努力と熱意のみに依存するのではなく，地域で事例を共有する医療と教育の機関同士で連携をシステム化していくという発想が必要である。このレベルの連携が可能となった段階では，特別なニーズのある子どもたちに特別支援教育が提供されることが当然であるとの考え方を学校全体の風土として根づかせることが可能となる。

おわりに

高等学校への進学率が95％を超えているわが国において，12年もの長い期間にわたって生活の大半を占めることになる学校は，子どもの人格形成におい

てきわめて重要な位置を占めることは間違いない。この貴重な時期に適切な支援がなされるか否かによって，神経発達症の人たちのその後の人生が大きく左右する。われわれ精神科医はもっと学校教育についてよく知り，脇役としての教育への支援法について議論しなければならない。本稿がそのきっかけになれば幸いである。

第 21 章

知的障害のための環境づくり
──「ユニバーサルデザイン」から「コンプリヘンシブ・デザイン」へ──

はじめに

　筆者は約 20 年にわたりリハビリテーションセンターに勤務した経験をもつ。同じ職場で働くリハビリテーション工学の専門家たちの仕事を横目で見ながら，この領域を精神科臨床に応用する可能性について折にふれ考えてきた。

　リハビリテーション工学の精神科臨床への応用が今後さらに進められるためには，避けて通れない問題を整理しておく必要がある。その問題とは，「バリアフリー」および「ユニバーサルデザイン」の理念である。リハビリテーション工学の基本思想といえるかもしれないこれらの理念は，果たして精神科臨床にもそのまま無条件で適用できるのか。本章では，ここを出発点として，知的障害にたいするリハビリテーション工学による支援を推進するために理念の批判と再整理を試みる。

I 「アクセシビリティ」再考

　バリアフリーおよびユニバーサルデザインに共通する目的は「障害のある人たちの環境へのアクセシビリティの向上」であり，これらの理念のもとではアクセシビリティ向上はアプリオリに価値あるものと考えられている。これは，障害を「通常多くの人がもっている機能が欠けている，または部分的にしか機能させられない」ことに由来する生活の制限と捉える考え方から出発していることに他ならない。障害を捉える視点は，いわば「欠損モデル（deficit model)」である。このモデルのもとでは，機能の欠損のためにアクセスしにくくなった環境へアクセスしやすくすることが，そのまま自立した生活につながる，ということが暗黙の前提となっている。

　しかし精神科医の立場からみると，このような障害の捉え方は一面的，楽観的過ぎるように思える。認知症を例にとってみよう。理解力が低下して，複雑な機械は使い方がわからない。だから，よけいな機能を最小限に抑えて扱いやすい機械を作れば生活しやすくなるはずである。確かに，バリアが軽減しアクセシビリティが向上することになるからである。……だが，はたしてことはそれほど単純なのであろうか？　ほんのちょっと前に自分がしたことすら忘れてしまう状態の人が，もしも使いやすさだけはとても良いガスコンロで料理を始め，直後に料理をしていることを忘れてその場を離れてしまったとしたら，どうなるであろうか？

　ここで筆者が強調したいのは，障害を欠損モデルでのみ捉えることへの問題提起である。欠損モデルは障害を量的に捉えた概念であるが，この他に障害には質的異常として捉えられる機能の偏倚（deviance）がある。障害にもとづく機能のエラーにも２種類ある。欠損モデルによるエラーは，「機能が作動しないエラー（オミッション・エラー）」であり，機能の偏倚によるエラーは「異常作動してしまうエラー（コミッション・エラー）」である。前者を克服するために，アクセシビリティの向上が大きな威力を発揮することは間違いない。しかし後者にたいして単にアクセシビリティの向上のみを図ると，かえって不適応行動を誘発しかねない。障害を捉える眼には，欠損モデルという単眼でなく偏倚モデルも加えた複眼が必要とされる理由がそれである。「バリアフリー」および「ユニバーサルデザイン」の理念では，このような複眼の捉え方が稀薄であるように感じられる。

II　知的障害（知的発達症）と自閉スペクトラム症

　知的障害に話を移そう。そもそもこの「知的障害」という用語自体が欠損モデルで捉えられた言葉である。リハビリテーション工学の人たちにとって知的障害が他の精神障害よりも理解しやすいというのもなるほど頷ける。知的障害にたいするリハビリテーション工学からの支援としてすでに試みられているものの一つにコミュニケーション・エイドがあるが，これは「欠損したコミュニ

ケーション表出の補完」という，まさに欠損モデルから出発した支援方略である。

　ここ半世紀にわたる児童精神医学の進歩によって，乳幼児期に発症する精神障害（群）が解明され，整理されてきた。現在では，発達期より何らかの社会適応の問題がみとめられ，これが慢性的に経過する障害で，その原因として脳の器質的異常が想定されるものを「神経発達症」という概念で捉えるようになっている。神経発達症を理解するためには発達の「速度」と「質」という二つの軸で考えることが重要である。発達の速度の遅れが知的障害である。一方，発達の遅れでは説明できないような，これとは独立な発達の質的異常を呈する病態の理解が近年進んできた。このような発達の質的異常を主症状とする神経発達症の代表が，自閉スペクトラム症（ASD）である。

　ASD は，対人交流の質的異常とコミュニケーションの質的異常，限局した興味と行動のパターンという二つの領域における行動特徴が幼児期までに明らかとなる行動的症候群である。心理学的には，ASD の人たちは他者の思考や感情あるいは社会的文脈を直感的に推論することがきわめて困難であり，特定の限局した物事にたいする興味や執着が非常に強いと考えられている。知的障害と ASD とは独立の軸で設定されており，ASD は知的障害を伴う場合もあれば，全く伴わない場合もある。従来，ASD はきわめて稀な障害と考えられていたが，近年では少数で 5% と推定され，決して稀ではないことがわかってきた。

　知的障害の側からみると，知的障害が重度であればあるほど ASD の特徴を併せ持つ割合が高くなることが知られている（Wing & Gould, 1979）。このため，知的障害の臨床においては，発達の遅れだけでなく社会的行動の質的異常にも常に留意する必要がある。前節との関連でいえば，「知的障害」という用語から連想するオミッション・エラーへの支援だけでなく，コミッション・エラーへの対策も併せて講じる必要がある。

Ⅲ　ASD にみられるコミッション・エラー

　身体障害のリハビリテーションにおいて，生活に必要な道具のアクセシビリティが向上することによって生活が改善されると考えてよいのは，それを使用する人が社会的文脈に沿って使用できるとみなせる，という暗黙の了解があるからである。たとえば，公共の車椅子用エレベータができれば，車椅子を利用

する人たちの移動範囲が格段に広がり，生活の質が高められる。これはあくまで，「車椅子用エレベータは公共物として常識の範囲で利用する。移動の手段以外には使用しない」というルールを利用者が守れるという前提の上に成り立っているのである。

　一方，知的障害をともなう ASD の人たちの中には，機械操作にきわめて強い興味と執着を示す人がいる。エレベータ操作もその対象に含まれることがある。このような人たちにとってエレベータとは，移動のための道具というよりも，それ自体が興味と執着の対象である。街を歩いていてエレベータを見つけるやいなや周囲の制止を振りほどいてエレベータに駆け寄り，入り込んですべての階のスイッチを押したり，開閉のスイッチを何度も何度も押してみたりする。いったん目に入ってそれをやりたくなってしまうと，後から制止されてもやりたいという衝動の方がはるかに強いためになかなか終わりにできない。他人がエレベータを利用しようとしていてもおかまいなしである。このようなコミッション・エラーは，社会的文脈を直感的に捉える能力がきわめて低く，かつ特定の物事に異常なまでに執着するという ASD の特徴に起因する。ASD の人は，強い興味の対象を目にするとそれに見入りたい，操作したいという衝動が抑えられず，その場で要求される社会的行動をとることよりも衝動の方を優先してしまうことがしばしばみられるのである。

Ⅳ　「構造化」：知的障害への支援の基本戦略

　知的障害への支援では，理解力が不十分なために社会参加が制限されること（すなわちオミッション・エラー）にたいしては，わかりやすい環境を提供することによってアクセシビリティを向上させることが望ましい。もう一方で，社会的に不適切な行動（すなわちコミッション・エラー）を回避させること，あるいは生じてしまったコミッション・エラーによるデメリットを最小限にとどめることが配慮されねばならない。こうした配慮をここでは「ソーシャリゼーション（socialization：社会化）」と呼ぶことにする。オミッション・エラーへの対応の鍵概念が「アクセシビリティ」であるとすれば，コミッション・エラーへの対応のそれが「ソーシャリゼーション」である。そして，知的障害への支援において「アクセシビリティ」と「ソーシャリゼーション」の両者を保障するための基本戦略として「構造化（structure）」がある。

構造化の考え方は，コミュニケーションおよび社会性の障害が顕著であるASDの治療において発展してきた（Shopler et al, 1995）。そのねらいは，障害のある人が自ら見通しをもち，かつ社会的に不適切ではない形で活動できるよう支援することである。そのために，その人の認知特性，衝動のコントロール能力，生活スタイルなどに応じて活動の枠組みを設定する。ASDの人は曖昧で見通しのもちにくい状況が苦手であり，逆にやるべきことが定まると自発的に遂行できる。したがって，わかりやすい方法で活動のスケジュールやその場で要求されている振舞い方が示されることで，さまざまな場面に参加することが可能となる。スケジュールや各場面でやるべきことを本人の認知特性にあわせた方法で丁寧に呈示するという方法がとられる。こうしてアクセシビリティを向上させることによって社会参加を促していく。

　一方，場面と関係のない物が目に入ると，衝動的に本来の活動とは異なることをしようとして，制止がきかなくなることがある。このようなコミッション・エラーを予防するには，その場面と関係のない不必要な物が目に入らないようにすればよい。スイッチを見ると押したくなってしまう人を考えてみよう。部屋の電灯，テレビやビデオ，エアコンなど，家庭にはいくつものスイッチがある。スイッチの操作はできるのに，やってよい場面といけない場面との区別が理解できず，スイッチを見ると操作せずにはいられなくなってしまう場合，必要なとき以外はスイッチが本人の目に触れないようにするという工夫が重要となる。テレビを観る時間のみリモコンを出しておく，部屋の電灯のスイッチに普段は覆いをかけておくなどのちょっとした工夫によって，問題がずいぶん改善する。

　このように，わかりやすく，しかも社会的文脈に沿って活動できるよう時間と空間の枠組みを明示することで，知的障害のある人たちが自律的かつ適切な形で生活ができるよう支援するのが構造化である。

Ｖ　「コンプリヘンシブ・デザイン」の提唱

　知的障害にたいする支援へのリハビリテーション工学の応用を考えるとき，アクセシビリティ向上のみではなくソーシャリゼーションをも考慮しておくことが重要である。これらの両立を実現させるための理念として筆者は，「コンプリヘンシブ・デザイン（comprehensive design）」を提唱したい。

コンプリヘンシブ・デザインにもとづく工学的支援では，アクセシビリティのみならず，不適応行動の予防，および不適応行動が生じてしまった場合の対応までを含めた支援計画が必要である。すでに知的障害への支援にも応用され始めているコミュニケーション・エイドは，アクセシビリティの向上に主たる目的が置かれている。この場合でも，これを手にした本人が社会的に適切な形で使用できるよう配慮する必要がある。

一方，不適応行動の予防を主たる目的とした支援ニーズもある。住宅改造では，そのようなニーズがみられることが多い。部屋の窓から外に物を投げる，水道の水を流し続けて制止がきかない，トイレットペーパーを必要以上にたくさん流して詰まらせてしまう，棚などによじ登っては飛び降りる，大声を出す，玄関のドアの鍵を勝手に開けて外に飛び出す，などの行動が問題となる場合である。これらの行動では多くの場合，使用法が不適切とはいえ使われている物自体は日常生活で必要とされるため，完全に禁止するわけにもいかず，対応に苦慮するのである。

このようなニーズにたいして，コンプリヘンシブ・デザインでは次のように考えていく。まず，障害のある本人の理解力と行動特徴，および興味の対象が何であるかを評価する。次に，本人および家族の日常の生活パターンと，家庭内における活動の動線を把握する。たとえば「物を投げる」という不適応行動のある人の生活を分析すると，物投げは誰にも見られていないときに窓から外に投げる場合に限られており，他に人がいる場合や窓のない部屋では物投げをしないことがわかったとする。この場合，投げるのにちょうどよい物が室内に置かれていること，他に人がいないこと，部屋に窓があることの三つの条件が重なると物投げが誘発されるという可能性が考えられる。とすると，窓のある部屋の室内には物を置かない，あるいは本人がひとりで過ごす時間の長い部屋の窓を開けられないようにする，という対策が考えられる。工学的には，窓の改造によって不適応行動の予防に寄与できる可能性がある……と，こんな具合に考えていくのである。

不適応行動が生じてしまった場合への対応にも，リハビリテーション工学が寄与できることはある。俳徊してしまう人にたいする位置探索技術は，すでに実用化されている一例である。この他，パニックを起こすと壁や窓を強く叩いたり蹴ったりして破損させてしまう人では，壁や窓ガラスを強化することも試みられる。

第21章 知的障害のための環境づくり——「ユニバーサルデザイン」から「コンプリヘンシブ・デザイン」へ—— 193

　気をつけなければならないのは，行動上の問題の多くは通常の生活動作と紙一重の差しかないということである。周囲に迷惑だからといって全面的にその行動を禁止すると，本人の自律的な活動を奪うことになりかねない。トイレットペーパーを際限なく便器に流してしまう人の場合，その人が排泄後の後始末という正しい目的でペーパーを使用できるのであれば，その動作はできるだけ保障する必要がある。したがって解決法の一つとして考えられるのは，1回の後始末に必要な長さのペーパーだけが使用できるようにペーパーホルダーを構造化するという方法である。トイレでの排泄の自立を促すというアクセシビリティの向上と，不適応行動の防止というソーシャリゼーションとの両立を可能とする。このような考え方が，コンプリヘンシブ・デザインである。

おわりに

　以上，知的障害にたいするリハビリテーション工学からの支援の理念として「コンプリヘンシブ・デザイン」を提唱した。この理念はアクセシビリティに対立するものではなく，これを含みこんだ上でさらに高い水準での支援が行われるための包括的理念である。理解力が制限されていたり興味の対象が偏りがちであっても，わかりやすくかつ不適応行動が誘発されずにすむような環境の構造化によって，日常生活をより豊かに送ることができる。リハビリテーション工学に「コンプリヘンシブ・デザイン」の理念が加えられることにより，知的障害への支援の可能性が大きく広がることを期待したい。

第 22 章

自閉スペクトラムの
コミュニティケア考

はじめに

　自閉スペクトラムの人たちは，対人交流，コミュニケーション，興味の各領域における特徴が乳幼児期から成人期まで，発達とともに形は変えながらも持続するため，日常生活においてさまざまな衝突や葛藤が生じる。それらが放置されたまま，あるいは不適切な対応がなされたまま経過すると，思春期前後より不登校，ひきこもり，反社会的行動などの不適応状態をしばしば呈する。抑うつや不安などの病的体験を併発する例も少なくない。

　自閉スペクトラムの人たちへの支援については，まだまだ開発途上である。自閉スペクトラムの特徴を軽減させる薬物療法は今のところ見つかっておらず，学際的なチーム・アプローチによる生活支援が重要であると考えられている。筆者らは，幼児期の早期発見，早期介入にはじまり，成人期にいたるまでの発達障害に対する包括的なコミュニティケアを 20 年以上にわたって展開してきた（本田，2009a；本田，2009b）。本章では，自閉スペクトラムに対するコミュニティケアのあり方について，これまでの臨床経験をもとに筆者が最近考えていることや，現在取り組んでいることを紹介したい。

I　「地域医療」から「コミュニティケア」へ

　「地域医療」という言葉がある。その地域に住む人たちにとって身近な存在として医療が提供されることを意味する。これは英語の "community care"

の訳語である。両者の意味は本来同じはずなのだが，「地域」と“community”，「医療」と“care”という比較をすると，いずれも原語の意味の方が広い。「医療」と“care”から先に述べると，“care”にはもともと「世話，看護，介護，保護，保育」という意味があり，「医療」よりも広い概念である。

「地域」と“community”も同様である。社会学の本をひも解くと，“community”という言葉には“area”（地域性）だけでなく“common ties and social interaction”（共同性）の含意もある，と書かれている（Hillery, 1955）。一般用語としても，“community”を『プログレッシブ英和中辞典』で引いてみると，「地域共同体（社会）」という意味と「（共通の利益・職業などをもつ人の）社会，……界」という意味があり，それらは別項に記載されている。つまり，地域性と共同性とが分離されている。このように，英語の“community”は日本語の「地域」よりも広い概念である。

『広辞苑』でカタカナ表記の「コミュニティ」を引いてみると，「一定の地域に居住し，共属感情を持つ人々の集団。地域社会。共同体」との説明が一つの項の中に書かれている。ここでは，「地域社会」＝「共同体」という扱いであり，「地域性」と「共同性」が明確に分離されてはいない。このカタカナ表記が比較的広く用いられ始めた当時のわが国では，共同性がほぼ地域でまかなわれていたからかもしれない。しかし，高度に情報化された現代社会において，もはや地域性と共同性を同一視すべきではない。カタカナ表記の「コミュニティ」は，以前よりも原語のもつ意味に近くなってきている。「研究者コミュニティ」「ネット・コミュニティ」などは，地域性の意味合いが薄まり共同性に大きな比重を置いた用い方の典型例である。

“community care”も同様である。これを「地域医療」と訳すと，communityの面からもcareの面からも狭く限定してしまう。「コミュニティケア」とカタカナ表記にすることによって，本来のより広い意味でのcommunity careについて検討すべきである。

II　コミュニティケアの三つの側面

地域に必ずしもしばられない「共同体」や「……界」としてコミュニティを捉えるとすると，その結びつきはきわめて心理的なものである。逆に，居住する地域の中にその人を取り巻く心理的ネットワークが存在していなければ，そ

こはその人にとってのコミュニティといえない。現代社会においては，人と人とをつなぐ媒体が多彩化，多次元化する一方，人が自分の活動拠点を見出すことがより困難となってしまう様相を深めている。ここで，「その人にとっての活動拠点となるコミュニティ」という視点は一層の重要性を帯びていると言えるであろう。この視点から，コミュニティケアについて，"care in the communities"，"care by the communities"，"care of the communities" という三つの要素が抽出される（清水ら，2003）。通常，「コミュニティケア」といえば "care in the communities" を指す。"care by the communities" は，コミュニティによってケアされるという意味であり，コミュニティに所属することそのものに治療的作用があり得る，ということである。"care of the communities" は，「コミュニティをケアする」と訳せる。コミュニティ自体を生成，維持，改変，修繕の対象とみなすという考え方である。コミュニティに備わっている「ケアする力」を高めるというメタ次元の治療研究テーマが存在するということである。

　社会性の発達に障害のある自閉スペクトラムに対する真の意味でのコミュニティケアは，この三側面を健全に作用させることによってはじめて成立すると思われる。しかし，コミュニティケアのあり方をこのような視点から理論化する試みは，筆者の知る限りまだ存在しない。なかでも "care of the communities" は，いかなる臨床理論のなかにもほとんど明文化されていない。

Ⅲ　「ネスティング」：コミュニティをケアするための
キーワード

　近年のインクルージョン思想では，障害の有無を問わずすべての人が同じ社会に平等に参加できるような社会づくりが推奨される。このような理念は，たしかに障害のある人たちの社会参加を促進するための大前提である。しかし，神経発達症の人たちの場合，何の配慮もなされずにただ多くの人たちと同じ場に存在していても，独力で対人関係を形成し，維持，発展させていくことがきわめて困難である。このことに無頓着なまま「一緒に存在する場」のみを漠然と提供し続けると，かえって孤立感や自信の欠如につながる可能性がある。とくにアスペルガー症候群の人たちは，社会性の発達以外の発達には著明な遅れや異常がないため，孤立感や自信の欠如を一層明確に感じてしまい，それがきっかけとなって社会不適応が遷延化する場合がある。彼らの社会参加を促進

するためには，孤立せず自信を持って安心して参加できる活動拠点を保障することが求められる。これはまさに，「コミュニティをケアする」という視点からみたコミュニティケアの重要なテーマである。

筆者は，コミュニティをケアすることの理論化の糸口として，「ネスティング（nesting）」というキーワードを考案した（本田，2009a）。「ネスト（nest）」は「巣」や「居心地の良い場所」という意味の英語であり，活動拠点を意味する。さらに，ネストには「入れ子式の器」という意味もある。それらをかけて作った言葉が「ネスティング」である。コミュニティは一つではなく，すべての人が大小さまざまなコミュニティの中に属している。しかし，発達障害の人たちは，自分の活動拠点となるコミュニティを独力で確保することがしばしば困難である。そこには，一人ひとりの人たちに対して，活動拠点となるサブ・コミュニティを計画的に配置し，コミュニティの中に入れ込んでいく，という臨床テーマが設定できる。この，活動拠点となるサブ・コミュニティを個別に配置するための評価〜方針立案〜実践の一連の作業を筆者は「ネスティング」と呼ぶことにした。

ネスティングの鍵となるのは，共通の認知発達と興味を介したサブ・コミュニティづくりである。幼児期の自閉スペクトラムの子どもは，通常の幼稚園や保育所のクラスの規模で行われる一斉指導を基本形式とした集団プログラムに集中して取り組むことが困難である場合が多い。彼らは対人的な関心はきわめて低いものの，人や集団を嫌がったり避けたりすることはまだ例外的である。しかし，興味の偏りやパターン化が強いため，定型発達の子どもたち向けの集団活動では興味がもてずに逸脱することがしばしばみられる。このとき，興味のないことを繰り返し過剰に強要される環境や，自分がとるべき行動を判断しにくい環境では，混乱して容易にパニックを起こしてしまう。このような環境に曝され続けると，人を避け集団に参加することを拒否する態度が二次的に形成される可能性が高まる。しかし，事前に個別の評価を行って認知発達と興味を詳細に把握し，これらにおいて共通項の多いメンバーからなる小集団を形成することによって，構成メンバー全員が十分な理解と興味をもって意欲的に参加できる集団活動のプログラムを遂行することが可能となる。すなわち，ネスティングによって，本人の発達水準や興味に応じた活動が集団の中でも保障しやすくなる。活動内容をしっかりと把握して意欲的に活動に参加することができるようになると，二次的な情緒や行動の問題の出現の予防にも直結する。幼

児期のネスティングは，人生の初期に参加するコミュニティを本人にとって楽しく安心して参加できる場とするための，きわめて重要なプロセスであるといえる。

学齢期以降の対人意識の高まってきた段階の子どもたちにとって，ネスティングは共通の興味を介した仲間づくりを促進し，その集団を自分たちの活動拠点として位置づけることに大きく寄与する。このことは，適切な自尊感情と社会参加への動機づけを育むための重要な基盤となり得る。筆者らは，学齢期以降の自閉スペクトラムの子どもたちを対象として，いくつかの余暇支援プログラムを開発してきた（日戸ら，2005）。たとえば，男子に多い鉄道趣味を介したサークルづくり（「鐵愛倶楽部」と称している）や，女子に関心の高いダンスの教室などである。これらは単なる余暇支援にとどまらない。活動に参加したことをきっかけとして，その後も約束をとりあって定期的に遊びに出かけるなど，仲間づくりが大いに促進されている。

ネスティングは，保護者支援の観点からも重要な意義がある。保護者たちを計画的に集団化することにより，障害に関する啓発を効果的に進め，さらにはピアカウンセリングやメンタリングの場を提供することができる。「障害のある子どもの育児」という共通のテーマがあり，共通の悩みや喜びを分かち合える仲間のいる場の存在は，多くの保護者にとってきわめて心強い。また，学齢期以降の子どもたちが仲間づくりを促進する際には，保護者の役割が欠かせない。いくら共通の興味があるとはいえ，この時期のアスペルガー症候群の子どもたちが独力で仲間関係を維持して定期的に集まることは不可能である。そこには保護者たちの「黒子」の役割が必要である。そうした子どもを支える力を形成し，保障していくためにも，適切な保護者の集団化は欠かせない。

おわりに

コミュニティケアには三つの側面があることを示し，なかでもコミュニティに備わっている「ケアする力」を高めるためのキーワードとして筆者が考案した「ネスティング」について紹介した。本稿では自閉スペクトラムを中心に述べたが，このアイデアは神経発達症全般で有効であると思われる。そればかりか，他の精神障害においても実践のレベルでは試行錯誤的に取り組まれている可能性は大いにある。精神科デイケアや集団療法における集団化にも応用でき

るのではないかと思われる。今後，精神科臨床においてコミュニティケアを発
展させていくための重要な概念としてネスティングの理論化を進め，評価〜方
針立案〜実践のプロセスの精緻化を図っていければと考えている。

第 23 章

職場における大人の ADHD の人との付き合い方
——周囲の理解と本人の能力活用のために——

はじめに

　ADHD の頻度はけっして稀ではない（Kessler, 2006）。ADHD の人たち本人や周囲の人たちの中には，精神科を受診するほど深刻な事態と捉えていない人たちも多い。しかし，多くの職場では，うっかりミスの多い人，片づけの苦手な人，時間にルーズな人が，否定的な感情をもって見られていることも事実であろう。「大した問題ではない」という判断と「気に食わない」という感情とが混在するのが，ADHD の人たちを取り巻く職場の現状である。

　周囲の人の「大した問題ではない」という判断には，「だからその人の個性として受け入れる」という論理と，「だから本人がもっと努力すればその問題はなくなる」という論理とがあり得る。身長が低いことを気にする人に「大した問題ではないよ」と言う場合，通常は前者であるが，忘れ物が多いことを気にする人に向かって言う場合，通常は後者の論理が背後にある。周囲の人たちのこうした論理と感情に対応するのは，精神科医の重要な仕事である。ところが，理屈でわかってはいても，自分の身の回りにいる ADHD の人たちに対して，精神科医ですら同様の判断と感情を抱いてしまうところに，ADHD 問題の難しさがある。

　高度に技術化，IT 化された現代社会では，わずかなミスでシステムがダウンしてしまう。このため，かつては大目に見てもらえた程度のうっかりミスも許されないという時代精神ができている。昔なら問題視されずにすんだ程度の ADHD 特性であっても，事例化しやすくなっている。「どんな人でも多少のミ

スはつきものである」という前提のある社会風土をつくっていかないと，このままでは多くの人が社会から脱落していってしまう。ADHD の問題の少なくとも一部は，このような時代精神への介入によって改善されるべきである。一方，どんなに時代精神が変わっても，看過できないほど顕著な不注意や衝動性のみられる人は，今後も必ず存在する。そのような人たちを社会がどう受け入れるのか，そのモデルを作っていく必要がある。

　ADHD 特性のある人の多くは，必ずしも精神科医療の対象とはならない。そして，一部を除いては，周囲の理解と接し方の工夫によって，より充実した職業生活を送ることができる。それだけでなく，周囲の人たちも本人に対して否定的な感情を抱くことをせずにすむようにもなる。そのためには，精神科医がまず，身の回りの ADHD 特性のある人たちとうまく共存し，仕事を共にしていく習慣をもつことが重要である。その上で，外来を訪れる ADHD の人たちに処世術を教えるとともに，周囲の人たちに ADHD の人たちと付き合うための心がまえを伝授していくという役割も求められる。

　本章では，職場に大人の ADHD の人がいる場合の同僚の心得について，筆者の経験をもとにまとめてみた。多数例の統計学的手法から導かれた，いわゆる evidence-based なアプローチではなく，筆者なりの good practice であることをご承知置きいただきたい。

I　個性であり，ときに障害ともなる ADHD

　ADHD は，脳機能の異常に由来する衝動の制御と注意機能の異常である。薬物療法が有効な場合があるが，それは対症療法に過ぎず，効果も部分的であることの方が多い。したがって，ADHD の成人たちは，日常生活の中で落ち着きのなさ，軽率さ，むら気，中途半端，無計画などの特性と，多少なりとも付き合っていかざるを得ないのである。これらの特性を個性とみるべきか，障害とみるべきか，判断が難しい場合もある。読者の中にも，職場の上司から「障害ですか？」と訊ねられて，明快に答えることが難しいという思いをしたことがある人は多いであろう。

　ADHD の人が職場でいわゆる障害対応の必要があるかどうかの判断は，その人の多動，衝動性，不注意の程度以外の要素にも影響される。たとえば，その人の自己理解や興味の志向性と仕事の内容とのマッチングがその一つである。

第23章　職場における大人のADHDの人との付き合い方——周囲の理解と本人の能力活用のために——　　203

自分の不注意さを過小評価している場合や，うっかりミスが多いにもかかわらず，わずかなミスが命とりの危険な仕事（急性期医療の従事者など）を強く希望する場合などがこれに当たる。過去の失敗体験の積み重ねで抑うつ的になっているような場合も，障害対応が必要となる。

　上司との相性というのも重要な要素である。ADHDの人を部下に持つ管理職は，職場で強いストレスを感じることが多い。部下のミスの責任をとるのが仕事だからである。部下のADHDの特性に対する感じ方は，上司によって異なる。上司が几帳面で細部にわたってきちんとしないと気がすまない人の場合，部下の些細（ささい）なミスでも気になってしまうかもしれない。逆に，部下のADHD特性がほとんど気にならずにすむ上司もいる。

　上司や同僚にADHDの人との付き合い方を考えてもらう際，まず確認しておきたいのは，その人に対して特別な配慮をすることが，職場の他の人たちにとってどの程度負担になるのか，そして，その負担を負ってでもその人を職場に置く意義があるのかということである。職場にとって，その人が働くことの利点がADHDの特性からくる周囲の負担を上回る場合は，とくに障害対応しなくとも受け入れ可能である。そうでない場合は，職場と本人がミスマッチであると判断し，職場を変わること（転職や異動）を検討すべきである。

　本人のADHD特性が主要因となって，あるいは他の精神症状が併存して，相性のよい職場を見つけることがきわめて難しい場合は，精神障害者保健福祉手帳を取得し，障害者枠での就労を検討する必要がある。

II　職場での接し方の実際

1. 職業生活上の問題点の抽出

　職場にADHDの人がいて，なんらかの配慮を検討する際には，まずその人の問題点を書き出してみる。ADHDの人の場合，「落ち着きがない」「気が散りやすい」「忘れ物が多い」「紛失物が多い」「うっかりミスが多い」「時間にルーズ」「片付けられない」「口先だけで，実践が伴わない」「計画性がない」「やり始めても途中で投げ出してしまう」「姿勢が悪い」「コツコツと努力しない」などが代表的な問題点となる。

　問題点を書き出したら，今度は対立的な要素や裏表の関係にある特徴があれば，各項目の横に書いてみる。たとえば，「落ち着きがない」の横に「が，好

奇心旺盛」「時間にルーズ」の横に「が，肝心な時だけは遅刻しない」「やり始めても途中で投げ出してしまう」の横に「が，発想は豊か」「姿勢が悪い」の横に「が，話はよく理解している」「コツコツと努力しない」の横に「が，いざという時には力を発揮する」といった具合である。

　「○○であるが，△△である」という記載がたくさんある人は，適材適所で職場の中で活用できる可能性が広がる。一方，「が，△△である」と付け加える項目が少ない人の場合は，より特別な配慮を要する状態にあるということである。

2. 低値安定，たまに高パフォーマンス

　ADHD の人たちは，能力の領域間差が大きい。周囲の人たちは，その人の得意なことに期待値の照準を合わせる傾向にあり，苦手なことは「頑張ればなんとかなる」と過小評価しがちである。しかし，苦手なことを得意な領域並みの水準まで高めることは，至難の業であるため，いつまでたっても期待に応えられず，やがて「仕事ができない人」という目で見られてしまうのである。これでは，得意な領域を生かし切ることができない。

　ADHD の人たちの得意な領域を最大限に生かすためのキーワードは，「低値安定，たまに高パフォーマンス」である。能力の凸凹に対しては，苦手なことを基準にして期待値を設定する。そうすると，予測よりは良い結果が得られることが増えるため，本人も達成感が得られるし，周囲の人もイライラせずにすむ。ときどき，何かの拍子に，予想をはるかに超えた高いパフォーマンスが得られることがある。ただし，それも偶発的であると予想しておくべきであり，その高いパフォーマンスが常に得られることは期待できないということを肝に銘じておく。

　たとえば，いつも会議の資料に不備がある職員でも，何回かに1回は不備なく資料を揃えることがある。このとき，通常ならば徐々に不備が少なくなっていくことを期待するものであるが，ADHD の人の場合は，不備がなければ幸運であったと喜ぶべきであり，次回以降徐々に不備が減っていくことを決して期待してはならない。

　同様に，片づけが苦手な職員が，何かの拍子で机の上の片づけを始めたからといって，「彼も気持ちを入れ替えたか」と喜んではならない。そのやる気が続かずに途中でやめてしまうことを予測しておくべきである。もし片づけが完

了したら驚嘆してほめるべきであるが，だからといって綺麗になった机の上が2〜3日で元の状態に戻っても，決して落胆してはならない。

3．適材適所で活用するための「究極の選択」

「○○であるが，△△である」と記載できる特徴がある人の場合，問題となる特徴が目立たずにすみ，得意なところが生かされるような業務を担当すると，力を発揮できる可能性が広がる。いわゆる「適材適所」である。しかし，これも，周囲が相当によく理解していないと，感情的な反発を買うことがある。ここで，二つの対立的な概念のどちらか一方しか選べないとしたらどちらをとるか，という「究極の選択」の発想をもつ習慣があると，理解しやすくなる。以下に，いくつか例を挙げる。

コツコツと努力するか，それとも本番で力を発揮するか？

「継続は力なり」という言葉に象徴されるように，わが国には，毎日少しずつ持続して成果を積み上げることを美徳とする文化がある。コツコツと成果を積み上げ，かつ大きな結果を生み出すことができるのがベストであるが，その両方を達成することは案外難しい。一方，継続が苦手なADHDの人たちに，日々の積み重ねを要求することは，まず無理である。しかし，一部のADHDの人は，ごく限られた瞬間であれば集中力を発揮することができる。そして，日々の積み重ねの有無に関係なく，いざとなると驚くほどの成果を瞬時に挙げてしまう人すらいる。いわゆる「火事場の馬鹿力」である。

このような本番に強い人の多くは，日頃からコツコツと積み重ねることを要求されると，かえっていざというときの集中力が発揮できないものである。コツコツと努力はしないけれど本番に強いことをとるか，コツコツと努力するけれども本番では力を発揮できないことをとるか。どちらかの二者択一になるとすると，ADHDの人にとっては，前者の道しかないのである。

ところが，日々の努力をしていないように見える人が，いざというときだけ力を発揮することを，多くの人は好意的に受け取らない。「ちゃっかりしている」「要領が良い」などと，逆に半ば妬みにも似た感情を伴う否定的な評価を受けることが多い。このため，「もっと日頃から頑張れ」という圧力をかけられ，徐々に職場に居づらくなるのである。

ADHDの人は，ちゃっかりしているわけでも要領がいいわけでもなく，そ

れしか生きていく道がないのである。彼らにコツコツと努力することを強いることによって，かえって生産性を下げてしまうのは，彼らの唯一の武器を奪い取ることに等しい。このようなタイプの人に対しては，あまり細かく中間地点で途中経過のチェックをせず，やや大きなスパンで達成目標が設定できるような仕事を与え，締め切りギリギリで頑張ってもらうのがよい。

　ただし，いざという時になって，独力で力を発揮できる人ばかりではない。その時点で誰かの助力が必要な人も多い。締め切り直前は修羅場になるので，一定の支援の準備をしておくことも重要である。また，本人たちにとって，力を発揮すべき本番が多いと力を蓄えられないため，力を発揮させる本番は，年に2～3回を限度とするくらいに考えておくのがよい。

良い姿勢か，それとも良い内容の仕事か？

　「姿勢を正す」という言葉は，物事に真剣に取り組むことを比喩的に述べた言葉である。しかし，ADHD の人たちにとって，これは真実ではない。何かの事情で姿勢を正しているとき，ADHD の人たちの頭の中は「姿勢を正すこと」そのもので占められてしまう。通常の人であれば期待されるような「姿勢を正せば物事に真剣に取り組むはず」という前提が通用せず，姿勢を正すことに精力が向けられてしまう結果として，やるべきことへの集中力が低下してしまうのである。

　したがって，彼らに良い内容の仕事をしてもらいたいとき，姿勢の良否を問題にしてはならない。仕事に真剣に取り組んでいるかどうかは，姿勢で判断するのではなく，仕事中の会話や進み具合などの別の要素から判断すべきである。

　逆に，式典のように，内容よりも姿勢を正すことそのものが最重要とされる場面では，とにかく姿勢を正すことに専念するように伝えればよい。

4. 接し方の細かい工夫

　誰にでも得意分野と苦手分野はある。複数の人がチームをなして仕事をする場合，チームの各メンバーの得意分野と苦手分野がうまく噛み合うのがよい，との理念に異を唱える人はいない。しかし，その理念を現実の職場で実践するには，周囲の人たちが ADHD の人たちとの付き合い方にもっと習熟しておくことも重要である。

　たとえば以下のような接し方の工夫によって，仕事の効率化を図れることも

ある。

「衝動性」の地雷を踏まない

ADHDの人たちは，何かがちょっと頭に浮かぶと，今やっている仕事を放り出してでもそれをやろうとする。自発的に思い浮かぶのは仕方ないが，周囲の人たちの発言がその契機となる場合もある。別の話題をこちらから振ると，それで注意が転導してしまう。このような事態は，是非とも防ぎたい。

何かをしている時には，余計な雑談は極力避ける。やむを得ず会話せざるを得ないときも，いまやっている仕事に直接関連する話題以外はしない。

不注意症状の防止

どれだけ気をつけても一定水準以上は不注意が改善しない，ということを前提に，ミスの有無をチェックする役割の人を配置する。ミスは必ず起こるのであるから，ミスしても咎めてはならない。ミスのしかたと程度には，人によって一定の傾向がある場合が多い。このため，その傾向の範囲内にあればよし，と考える。もしその傾向よりもミスが少ない場合は，素直にそれを喜ぶが，かといってその後の向上を期待してはならないことは，すでに述べた通りである。

時間にルーズな人への対応

職場には，「時間を守ることがすべてに優先する」という局面と，「良い結果を残すことがすべてに優先する」局面とがある。ここでも究極の選択が必要である。時間にはルーズであっても良い結果を残すという人の場合，時間を守る努力をさせることよりも良い結果を残すことに専念してもらい，時間の管理については介助した方が，結局のところ職場の利益になる。そこのところを割り切っておくことも重要である。

本人の意思に関係なく時間を守らねばならない場面もしばしばある。打ち合わせなどでその人に遅刻されると困る場合は，誰かタイムキーパー役を置いて介助する方が無難である。

ADHDの人たちが遅刻する理由は，「作業が遅れるから」だけとは限らない。所定の時間より10分ほど早く終えてしまうと，残り10分が待てない彼らは，つい余計なことを考えてしまう。「まだ時間があるからこれをやっておこう」と衝動的に思いつき，それをやっていると20分かかってしまう。しかし，一

度やり始めたら途中で終えられないため，結果として本来やるべきことは早々と終えているにもかかわらず遅刻してしまう。彼らは，ピッタリ定刻に作業が終えた時しか間に合わないのである。そこで，タイムキーパー役の人は，彼らが万一定刻よりも前に作業を終えてしまった場合に備えて対策を用意しておく必要がある。定刻の10～15分ほど前にタイムキーパー役の人が進捗状況を確認するとともに，そこから定刻になるまでは付き添っておく。万一早く作業を終えてしまった場合，早々に移動を促す。

Ⅲ　障害者枠の活用

　ADHDの人が通常の雇用形態で仕事を続けることが難しくなるのは，本人と職場環境との間に何らかのミスマッチがある場合である。本人側の要因としては，ADHD特性の強さ，ADHD以外の精神障害（神経発達症も含む）の関与，得意領域の有無，およびこれらの特性に関する自覚などがある。職場環境側の要因としては，本人の得意領域を生かせる仕事を本人に提供し，本人の苦手領域を補完するために配慮することが，職場にとってどの程度の物理的および心理的負担を強いることになるかである。

　ミスマッチがあるのに無理を続けることは，本人の精神保健を損ねるだけでなく，企業の存続にも関わってしまう。もし障害者枠の利用でミスマッチが解消し，本人と職場の双方に利点があるのであれば，障害者枠への移行を検討する価値がある。そのことに本人も職場も気づいていない場合，主治医から精神保健福祉手帳の取得や障害者枠の活用を勧めてみてもよい。

おわりに

　精神科医が大人のADHDの臨床を実践する現場は，診察室だけではない。小規模のクリニックなどは別であるが，数十人以上の規模の病院であれば，必ずADHD特性のある職員が一人や二人はいるはずである。その人たちと同僚が充実した職業生活を送ることができるよう職場環境を改善する試みを行うことは，貴重なトレーニングの機会となる。われわれ精神科医は，まず率先して大人のADHDを理解し，自分たちの職場にも存在するADHD特性のある人たちとうまく接していくことを実践したいものである。そうした経験は，今後

増加が予想される精神科外来への大人の ADHD の人たちおよびその家族，さらには職場の同僚へのカウンセリングに大いに役立つはずである。

第 24 章

成人例に対する神経発達症の説明
──主観と客観を総合した多軸的・階層的な視点から──

はじめに

　神経発達症は，何らかの特記すべき精神機能の特性が乳幼児期からみられ，その特性が成人期も残ることによって生活に支障をきたすグループであり，いずれも何らかの神経生物学的異常が想定されている。全般的な知的発達の遅れを示す「知的発達症」，言語を中心としたコミュニケーション機能の異常を示す「コミュニケーション症」，読字・書字・計算のいずれかの領域の相対的機能不全を示す「限局性学習症」，行動・衝動・注意の制御の異常を示す「注意欠如多動症（以下，「ADHD」）」，対人関係の調整機能の異常と興味・行動のパターン化傾向を特徴とする「自閉スペクトラム症（以下，「ASD」）」などが含まれる。

　本稿では，神経発達症の診断を成人例に説明するときの留意点について述べる。

I　成人期の神経発達症臨床における二つの流れ

　1990 年代以降，知的発達症と ASD を中心として神経発達症の早期発見が大きく進歩した。早期発見が活性化していた地域では，多くの神経発達症の子どもたちが乳幼児健診や保育園・幼稚園などの集団生活の場で気づかれ，幼児期のうちに診断されるようになった。一方，成人期に達した後で神経発達症に気づかれ，診断されるケースも増加した。その多くは，子どもの頃から特有の認知や行動の特性がありながらも，神経発達症とは認識されずに成人期に達した

ケースである。

　こうした歴史的背景から，成人期の神経発達症の臨床には二つの流れがある（本田，2021）。一つは，幼児期〜学童期に診断され，療育や特別支援教育などの支援を受けながら成人期に達している人たちの臨床である。本稿では，このタイプを「第1群」と呼ぶことにする。ASDの特性が目立つ人，知的発達症やてんかんを併存する人たちの割合が比較的高いが，心因性の二次障害の発生は予防されていることが多い。幼児期に孤立型の対人行動が主体だったケースでも，ある程度の相互的対人関係は可能になる。幼児期のうちから適切な支援を受けていると，視線回避や対人緊張などが目立たず，「自閉」という言葉から受ける印象とは全く異なる対人接触となることも稀ではない。限局された興味や行動のパターン化は，基本的には一貫して持続するが，ストレスの少ない環境で育ったケースでは，社会参加の支障となるような異常な対象への固執が少ない印象がある。

　第1群の臨床では，大人になっても残存する特性によってどの程度生活上の支障があるかを評価することが重要となる。知的発達症があれば療育手帳の対象となり，良質な福祉サービスが保障されている地域では医療の役割は小さくてすむ。薬物治療は不要であることが多く，障害者総合支援法における障害支援区分の意見書や障害年金およびその現況届に必要な診断書を作成するときなどの機会に生活状況を確認する程度のフォローアップが中心となる。知的発達症を伴わないケースでは，残存する神経発達症の特性によって社会生活上の支障がみられるようであれば精神障害者保健福祉手帳を取得し，障害者雇用をはじめとする就労や生活の支援を行う。神経発達症の特性がある程度残存していても，とくに障害者雇用などの制度を利用せず就労し，自立した生活を送る場合もある。このような場合には，医療や福祉のサービスは必要ない。ただし，職場の異動，結婚，育児などの生活上の変化によってストレスが生じることによって，成人後に初めて二次障害が表れる場合があるので，成人期以降の支援を終了する場合でも，本人や家族が特性をある程度把握し，必要に応じて医療や福祉サービスにアクセスするよう伝えておく必要がある。

　もう一つは，思春期以降に初めて診断される人たちの臨床である。本稿では，このタイプを「第2群」と呼ぶことにする。多くは，育ってきた環境によって，本来の特性がさまざまな形で修飾を受け，総合的に見た時には神経発達症の概念で説明するよりもパーソナリティと考えた方が本人にも周囲にも合点がいく

ことがある。また，生活環境の中で慢性的にストレスや，ときにトラウマといってもよいような体験を重ねることによって，多くのケースで二次障害がさまざまな形で付加される。こうなってくると，神経発達症はあくまで問題全体のごく一部にすぎない。

　知能や学力などの能力が高いケースの一部に，神経発達症の特性がある程度目立つにもかかわらず，とくに医療等の支援を受けずに成長し，就職や結婚を機に周囲との軋轢で問題が出てくることがある。本人は特性が強いために他者が自分をどう思っているかに無頓着で，かつ自分の能力に自信があるために自分の意見を強引に通そうとしたりするため，周囲の人たちが和を乱されると感じたり，ハラスメントを受けているように感じたりすることがある。このようなケースは，医療や福祉などの支援の場に行くことを拒むことも多いため，臨床の対象となりにくい。家庭裁判所，女性相談所，産業医などがこのようなケースへの対応に悩むことがしばしばある。

Ⅱ　多軸的・階層的な診断と評価

　DSM-5-TR（2022）における神経発達症の診断基準では，症状，経過に加えて，学校生活や職業生活などの社会生活において臨床的に意味のある支障をきたしていることが診断の要件になっている。言い換えると，特有の症状の組み合わせが一定の年齢以前からみられるのが「特性」であり，その特性によってなんらかの社会生活上の支障をきたしている場合に「診断」がなされる，という構造になっている。これに沿って考えると，「そそっかしい（不注意，多動，衝動性がみられる）」という特性がある人たちのうち，社会生活に支障をきたしている人たちが「ADHD」と診断され，対人関係の調整機能の異常と興味・行動のパターン化傾向を示す「自閉スペクトラム（以下，「AS」）」の特性がある人たちのうち，社会生活に支障をきたしている人たちが「ASD」と診断されるということである（本田, 2014, 2015）。

　特性が強いほど社会生活の支障をきたしやすく，弱いほど支障が少ないかというと，それほど話が単純ではない。特性が弱いと，思春期以降まで特性への配慮が得られにくいため，むしろ二次障害のリスクが高くなることが珍しくない。このような人たちは，特性単独では診断を要するような障害とはならなかったかもしれないが，他の精神症状が併存することでむしろ深刻な社会不適

応を呈し，他の精神症状に関する診断に加えて神経発達症の診断も併記することになる。

　筆者は，成人例の診断と評価にあたり，その背景に，①生来性の素質としてのAS特性，②生来的にみられるAS以外の素質・素因，③家族・友人関係・学校・職場などの環境因が複雑に交絡した結果として生じる育ち方という三つの軸を考慮する必要があると考えている（本田，2015a）。神経発達症の特性のなかでもAS特性は，対人感情，興味，直観的判断などの精神諸機能において非ASと質的に異なる。その異なり方は根源的であり，生来的にみられ生涯にわたって持続する。その意味で，他の神経発達症とは一線を画して扱う。かといって，その特性だけでは必ずしも生活の支障を生じないか，あるいは生活にむしろ有利な場合もあるため，これを疾患概念で括るよりも，「認知的（おそらくは生物学的）変異（variant）」と理解するのが妥当と思われる。AS特性の存在だけであれば価値中立的であるが，社会的マイノリティであることと心理的ストレスやトラウマに心身の反応を生じやすいことから，障害化しやすい。AS特性が各人の個性をどの程度説明するかには個人差があり，AS特性以外の特性と混ざりあいながら成人期に向けてパーソナリティを形成していく。成人期には，AS特性で説明できるのはその人のパーソナリティや精神症状の一部に過ぎない。

　②は，AS以外の神経発達症，気質，外因性および内因性精神病などを想定している。③では，児童虐待・いじめ・ハラスメント被害など明らかなトラウマ体験の有無だけでなく，どのような育ち方をしてきたのかも評価する。筆者は四つの育ち方のタイプを想定している（本田, 2015b）。すなわち，神経発達症の特性に応じた育ち方が保証される「特性特異的教育タイプ」，特性に対する理解が全く得られずに放置された環境で育ち，さまざまな形で周囲と軋轢を生じてきた「放任タイプ」，保護者や支援者が特性に否定的で，苦手な領域の克服を求めて本人にとって過重な課題を与えられ続けてきた「過剰訓練タイプ」，そして支援者が本人のストレスを軽減することだけを重視して，何の教示もせずすべて本人の意志にまかせ過ぎ，結果として目前の問題は回避できてもどこかで本人の意志と周囲の事情に乖離が生じたときに本人の混乱がかえって強くなる「自主性過尊重タイプ」である。これらは重なりあうこともあるし，時期によって比重の大きいタイプが変遷することもある。

　特性特異的教育タイプの育ち方が保証されないと，生活に必要な情報と体験

が十分に得られず，不安，強迫，自己に対する認識の歪み（自己肯定感不全，過剰な自信と脆さが共存した自己愛など），対人不信が慢性的に続く可能性が高くなる。

Ⅲ　主観的所見と客観的所見の整理

　筆者は以前から，成人期の社会適応に最も影響するスキルは，「自律スキル」と「ソーシャルスキル」であることを強調している。「自律スキル」とは，適切な自己肯定感をもちながら自分にできることは確実に行う意欲をもつことができ，同時に自分の能力の限界を知り，無理をし過ぎないという自己コントロール力である。「ソーシャルスキル」とは，社会のルールを守ろうとする意欲があり，自分の能力を超える課題に直面したときに誰かに相談できる力である。これらがバランスよく身についていると，相談支援が円滑に進みやすい。しかし，自律スキルが十分に身についていないと自分の特性に対して主観的にはピンと来ていない場合がある。ソーシャルスキルが十分に身についていないと，他者の意見に耳を傾けることが難しい場合がある。診断を本人に説明するにあたり，これらのスキルに関する評価を行っておく必要がある。

　特性特異的教育タイプの育ち方が保障されていると，自分の特性をある程度自覚し，得意なところに自信をもちつつ苦手なことへの対処を学ぶ意欲を適度に持てる。他者に対して素直に相談する姿勢が形成されている。その他のタイプの育ち方の比重が大きいと，自分の特性に対する主観的認識が他者と大きく異なる場合や，苦手なことに対して過大な劣等感を抱く場合，あるいは対人不信が強く他者に相談して助言を得ることがうまくいかない場合がある。

　DSM-5-TR（2022）における神経発達症の診断基準における症状は，主観的所見ではなく客観的行動所見が重視されている。社会的生活に支障があるかどうかには，主観的判断と客観的判断との両方が関与する。第1群では，客観的行動所見としては神経発達症の特性が顕著だが，その割に主観的な生活の支障は軽微である場合がある。ASDでメタ認知が極端に苦手なケースでは，他者と比較して自身にASD特性が目立つとは認識していない場合もある。第2群では，客観的にはほとんど神経発達症の特性があるように見えないのに，主観的には神経発達症の特性があるために生活がつらいと強く感じている場合がある。近年注目されている社会的カモフラージュ（social camouflaging）（Hull et al, 2017) は，意識的／無意識的を問わず ASD の人たちが AS 特性を表面上目立たないようにする行動を指すが，これがうつや不安と関連することが指摘されている（Hull L, et al, 2021）。わが国では，神経発達症の人たちが「過剰適応」を強いられやすいことによって二次障害を誘発することが指摘されている（本田，2018）。一方，うつや不安は強いが背景に神経発達症の特性があることは承認しがたいという人もいる。社会的カモフラージュや過剰適応の背景に障害のある人たちに対する差別感情があり，そうならないため懸命に努力してきたというケースでは，「見下していた人たちと自分が同類であると認めたくない」という感情が強く働くため，診断がつけられることに強い拒否感を表明することがある。自主性過尊重タイプの育ち方をした場合，たとえば教科学習の成績が優秀で高学歴を得るまではよかったが，就職活動がうまくいかず，そこではじめて神経発達症の可能性が検討されることがある。そのようなケースでは，それまで上昇志向でハイクラスの生活を目指してきたのに，いきなり「障害があるかもしれない」と言われても強い抵抗感を覚えてしまう。

　本人の主観的判断にこのような心理的背景があり得ることをふまえながら，他覚的な情報から得られた客観的所見と本人による主観的所見の異同について整理しておくことが重要である。

Ⅳ　説明の実際

　神経発達症の診断では，特定の行動所見が児童期からみられて成人後も持続しているという判断（行動所見の確認），その行動所見が何らかの神経発達症の特性であるという判断（特性の判断），そしてその神経発達症と診断するという判断（診断）の3段階の判断がある。これに即して，本人への説明も3段階ある。ASD を例にとると，「対人調整が苦手であること，興味の対象が偏ること，臨機応変な判断が苦手なこと」などの行動所見が児童期から現在に至るまでみられることを確認する段階，行動所見から総合的に考えて AS の特性があると判断する段階，そしてそのことで社会生活に何らかの支障があると判断して ASD と診断する段階がある。それに対応して説明では，「対人調整が苦手」など個々の行動所見があることを本人と話し合って確認する段階，総合すると AS の特性があると考えられることを説明する段階，そして社会生活の支障があるとの認識を共有して ASD という診断であることを説明する段階とな

る。特性があっても社会生活上の支障がないため診断する必要がないと判断される場合は，そのように説明する。特性がある場合，得意なことや好きなことを活用し，苦手なことや嫌なことを極力避ける生活を自ら選ぶことが重要であること，ストレスやトラウマ体験によって二次障害が出現するリスクがあることは伝えておいたほうがよい。「グレーゾーン」などの用語を使ってもよいが，「グレーだから大丈夫と言われた」と誤解されないよう留意すべきである。

　医師の役割は，神経発達症の有無だけでなく，多軸的・階層的な診断と評価を行うことである。主たる問題がうつや不安などで，背景に神経発達症の特性がみられるような場合は，そのような構図であることを図示するなどの方法で，できるだけ本人が十分に理解し納得できるように説明する必要がある。自分が知り得た情報からどの段階の判断が可能であるかを見極め，その判断を率直に伝えるのが原則である。ただし，本人は受診に際して診断の有無と内容についてある程度の予想をして，期待または不安を有していることが多い。たとえ診断についてすぐ判断できた場合であっても，主観的所見と客観的所見について整理して，どの段階までをどのようなやり方で説明するのがよいかを検討する。

　神経発達症の特性に応じて，説明に用いるモダリティは工夫する。書面や板書で説明するのが原則だが，本人の認識と説明しようとしている内容に大きなずれがなければ口頭でも構わない。言葉づかいや書面の内容は，本人の認知水準や読字能力に応じて調整する。

　第1群では，思春期以前に何らかの形で診断が本人に伝えられていることが多いので，成人期に診断について改めて説明する必要のないことも多い。ただし，二次障害を防ぐことができた場合，それほど密に医療が関わっていないため，本人に診断の説明をせずに成人期に達することがたまにある。二次障害が防げたとしてもなんらかの特性が残り，合理的配慮のある環境が必要な場合には，障害者手帳の取得や障害年金の受給を検討することになるので，そこにどのような診断名が記載されるのかを含めて本人に説明しておかなければならない。診断書作成時には，改めて本人の認識を確認し，診断書に記載する診断名との間にずれがないかどうかを確認する。障害者手帳や障害年金は不要な場合でも，本人の特性に関する説明と，それが特定の神経発達症の特性であること，ただし福祉サービスの対象となるような診断がつく状態ではないことは，説明しておくほうがよい。成人期に診断に関する説明をする場合，過去に診断についてどのような説明を受け，それに対してどの程度納得しているかをまず確認

する。一般の精神科医が小児科医や児童精神科医から成人期の診療を依頼され
て引き継いだときは，必ずこの作業を行う。過去のカルテや紹介状などに書か
れている診断に関する情報と本人の認識とにずれがあることは決して珍しくな
いので，説明は何度行ってもよい。児童期から同じ医師が担当しているケース
に対しても，中学，高校，大学などの入学時点などライフステージの節目で本
人に対して確認してよい。

第2群では，AS特性，それ以外の素質・素因，育ち方について本人や家族
から十分に情報を取得し，多軸的・階層的な判断を行った上で，行動所見の確
認→特性の判断→診断の順に説明する。この群のケースの多くは，複数の神経
発達症の特性が併存している場合，何らかのパーソナリティ障害が併存してい
る場合，内因性精神病が併存している場合，そしてストレスやトラウマに起因
する身体症状，うつ，不安，強迫，摂食障害，アディクションなどが併存して
いる場合がある。神経発達症以外の精神障害ではないかと思っていたら，よく
みると神経発達症の特性にも気づくというケースも多い。本人の側でも，神経
発達症ではないかと自分で強く確信して受診するケースから，神経発達症以外
の精神障害を想定しており神経発達症は全く想定していないケース，さらには
神経発達症とだけは言ってほしくないケースまで，多様である。本人の想定と
医師の判断がずれる場合，できるだけ丁寧に相違点を整理し，医師の診断・評
価の根拠について説明する必要がある。本人が身体症状，うつ，不安などにつ
いては認識しているが神経発達症の特性が背景にあることには抵抗感を覚える
場合，まずは個々の行動所見があると判断されることは本人と確認しておく。
その後，再診を重ねながら，行動所見を総合すると特性があると判断されるこ
と，あるいはそのことによって生活の支障が生じているため，特定の神経発達
症の診断がつくことを丁寧に説明していく。

おわりに

現在は，多軸的・階層的な見方の中の一つの重要な要素として，全症例に対
して常に神経発達症の特性に関する評価を行う臨床力が，すべての精神科医に
求められる段階に入ってきたといえる。本人あるいは周囲の人が困っている問
題は何か，そのことに直接影響している精神症状あるいは精神状態は何か，そ
の背景として神経発達症の特性はどの程度影響しているか，生育過程において

家庭や学校などでどんな経験を積み，どのようなストレスを受けてきたか，などを分析して診断・評価を行い，本人と認識を共有した上で支援方針を立てていくことが重要である。

第 25 章

神経発達症児支援をめぐる課題と改革の方向性

はじめに

　ここでは対象を児童期までの神経発達症の支援に絞り，行政による支援システム構築をめぐる現状の分析と今後の方向性について述べることにする。

I　法制度の整備

1.「神経発達症」と「発達障害」

　「発達障害」という用語は，多義的である。直観的には「乳幼児期からの発達のプロセスで出現する精神機能の異常で，それによって人生のさまざまな時期，生活のさまざまな場面で社会適応上なんらかの支障をきたすために，医療・教育・福祉等による配慮を要する一群」と考えられる。国際的な精神科診断分類の一つである DSM-5-TR（2022）では，このように想定される一群に「神経発達症群（neurodevelopmental disorders）」の名称が当てられている。このうち，全般的な知的能力の低さを特徴とするタイプは「精神薄弱」「精神遅滞」の名称で古くから知られていたが，DSM-5-TR では「知的発達症（Intellectual developmental disorder）」の名称が当てられた。このタイプに対して近年のわが国の行政では，「知的障害」の名称で福祉や特別支援教育等の施策の対象としている。

　一方，発達のプロセスで出現する精神機能の異常だが知的な遅れで説明できないような群については 20 世紀終盤から研究が進み，たとえ知的な遅れがな

くても深刻な社会生活上の支障をきたすことが明らかとなってきた。発達期から生じる精神障害（＝神経発達症）のうち知的障害を除いた一群を，わが国の行政では「発達障害」としている。平成 17（2005）年に「発達障害者支援法」が施行されたことによって福祉等の行政サービスの対象であることが明記されたものの，この法律は理念法である。実際の行政サービスにおいては，知的能力障害を伴う場合には「知的障害」の，知的発達症を伴わない場合には「精神障害」の法制度が，それぞれ適用される。

　本稿では，DSM-5-TR の「神経発達症群」に該当する障害群に対する支援について述べる。曖昧さを避けるため，行政用語の「発達障害」に限定される場合のみ「発達障害」，それ以外は「神経発達症」の用語を用いることにする。

2. 法制度を分けることの問題

　精神医学における「精神障害」「神経発達症」「知的発達症」の関係と，わが国の行政における「精神障害」「発達障害」「知的障害」の関係とは，若干異なる。精神医学では，「精神障害」⊃「神経発達症」⊃「知的発達症」という包含関係になっているのに対し，わが国では知的発達症だけが「知的障害」として別の法律で扱われ，それ以外が「精神障害」の法律の対象となる。発達障害者支援法で規定される「発達障害」は，DSM-5-TR の「神経発達症群」から「知的発達症」を除いたものに概ね該当するが，法制度の運用上は「精神障害」を対象としたサービスを利用することになる（図 25-1）。

　わが国の障害に関する法整備は，身体障害が先行し，次いで知的障害，精神障害と続き，ごく最近になって理念法ながら発達障害の法整備が行われたという歴史的経緯がある。身体障害と精神障害を独立の法制度で扱うことは問題ないが，本来は包含関係にあるにもかかわらず知的障害，精神障害，発達障害という三つの法制度が別々に存在し，サービス保障に格差があることには，大きな問題があるといえる。

　「特別支援教育」を例にとってみよう。「知的障害」を対象とした特別支援教育では，小中学校に特別支援学級が置かれ，特別支援学校は小学部から高等部まである。一方，「知的障害」に該当しない精神障害（「発達障害」を含む）を対象とした特別支援教育は，小中学校には「自閉症・情緒障害学級」および「通級指導教室」などが設置されているものの，特別支援学校はない。知的な遅れのない精神障害の生徒には，身体障害や知的障害のように障害に特化した

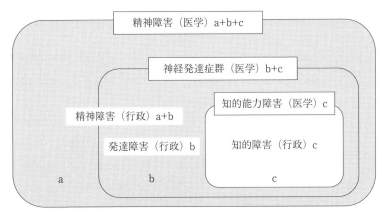

**図 25-1　精神医学の診断分類とわが国の行政における
「精神障害」「知的障害」「発達障害」の関係**

アメリカ精神医学会の DSM-5 による分類では，「精神障害」⊃「神経発達症群」⊃「知的能力障害」という包含関係になっているのに対し，わが国では知的能力障害だけが「知的障害」として別個の法律で扱われ，それ以外が「精神障害」の法律の対象となる。「発達障害者支援法」で規定される発達障害は，DSM-5 の「神経発達症群」から「知的能力障害」を除いたものに概ね該当するが，法制度の運用上は「精神障害」を対象としたサービスを利用することになる。

専門的な公的な高校教育の場がないのである。現在は，その穴を埋めるかのようにサポート校や通信制の私立高校などがこれらの生徒の受け皿となっているが，基盤が弱く公的な研修体制で教員の専門性を保障することが難しい。

現場では，軽度知的発達症の人たちがそうと気づかれずに適切な知的障害のサービスを受けられていないことがしばしばある。また，神経発達症で知的には境界知能の人たちの中に，知的障害の人たちに優るとも劣らず深刻な社会不適応を呈しているにもかかわらず，知的障害には該当しないとの理由で精神障害のサービスしか受けられない場合がある。今後，本来は包含関係にある精神障害，神経発達症，知的発達症の全体を包括的に見据え，個々の社会生活上の困難さの程度を総合的に評価して適切なサービスを保障できるような法整備と体制づくりが求められる。

II　高い支援ニーズ

平成 24 年度に文部科学省が行った調査で，小中学校の通常学級で神経発達

症が疑われる児童生徒の割合は 6.5％であった。しかしこの数値には二つの留意点がある。一つは，この調査が通常学級に限定されたものであるため，すでに特別支援教育（特別支援学級や特別支援学校）の対象となっている児童生徒が含まれていないことである。支援ニーズを包括的に把握するためには，特別支援教育の有無を問わず神経発達症全体の実態を知る必要がある。もう一つの留意点は，調査の対象が全国からランダムに抽出された学校の調査であったことである。専門家が全国に十分配置されているとはいえない現状では，神経発達症の子どもたちをそう認識して支援対象と判断できる能力にも格差があることは想像に難くない。調査に答えたのは通常学級の教師たちであるため，神経発達症に関する知識や支援技術においてバラツキが相当にあった可能性がある。真の支援ニーズを把握するためには，すでに支援体制が先進的に整備され，神経発達症に対する診断技術のある医師が地域支援システムに関与できており，教師に対する神経発達症に関する研修体制がある程度整っている地域を抽出して調査する必要がある。

　筆者は，平成 25 年度〜27 年度の厚生労働科学研究費補助金（障害者対策総合研究事業）による共同研究（本田ら, 2016）において，上記の条件をある程度満たすと思われるのべ 14 自治体を抽出し，各地域の支援体制に関与している医師に研究分担者として参加を得て，各自治体の小〜中学生における神経発達症の発生および有病について医療機関受診例の調査を行うとともに，同じコホートに対して地域の学校へのアンケート調査を行い，学校教師による神経発達症（未診断の疑い例も含む）の把握および医療機関受診児の把握に関する調査を行った。ここでは，平成 18 年 4 月 2 日〜平成 19 年 4 月 1 日生まれのコホートに関する調査を紹介する（表 25-1 〜 25-2）。

　医療機関の調査で，対象コホートにおける小学 1 年生までの発生率は，神経発達症全体で 4.1 〜 7.3％であった。診断では広汎性発達障害（ICD-10）の発生率は 3.0 〜 6.6％であった。小学 3 年生まで追跡したところ，神経発達症全体の発生率は 5.1 〜 9.4％に上昇し，広汎性発達障害の発生率は 4.2％〜 8.7％であった。学校への調査では，小学校入学の時点で学校教師が（診断／未診断の疑い例を問わず）何らかの神経発達症に含まれることを疑った子どもの割合は，4.9％〜 18.5％に分布し，医療機関を受診していることを何らかの形で教師が把握していたのは 3.0 〜 7.7％であった。この群の小学 3 年生のときのデータをみると，学校教師が何らかの神経発達症に含まれると疑った子どもの割合は，

第 25 章　神経発達症児支援をめぐる課題と改革の方向性　225

表 25-1　平成 18 年 4 月 2 日〜平成 19 年 4 月 1 日生まれの出生コホートの
小学 1 年生時点における神経発達症群の累積発生率と有病率（%）

市	医療機関の調査				学校の調査			
	発生率		有病率		有病率（受診例）		有病率（疑い含む全例）	
	神経発達症群	PDD	神経発達症群	PDD	神経発達症群	PDD	神経発達症群	PDD
横浜	4.7	4.2	7.7	5.4	4.5	3.4	10.9	5.4
広島	6.7	5.3	6.3	5.0	5.4	3.6	11.6	4.9
豊田	6.4	4.2	–	–	3.4	2.8	–	–
宮崎	7.3	6.6	7.4	6.7	4.1	2.7	11.1	4.9
松本	–	–	1.7	1.5	4.6	2.6	12.0	3.6
多治見	–	–	5.3	2.9	–	5.9	10.0	5.4
瑞浪	–	–	2.9	1.6	–	1.0	4.9	1.0
山梨	4.1	3.0	4.2	3.2	6.9	3.8	16.3	5.6
いわき	–	–	–	–	3.0	1.2	7.7	2.0
南相馬	–	–	–	–	7.7	3.4	18.5	3.4

本田ら，2016）をもとに筆者が作成

表 25-2　平成 18 年 4 月 2 日〜平成 19 年 4 月 1 日生まれの出生コホートの
小学 3 年生時点における神経発達症群の累積発生率と有病率（%）

市	医療機関の調査				学校の調査			
	発生率		有病率		有病率（受診例）		有病率（疑い含む全例）	
	神経発達症群	PDD	神経発達症群	PDD	神経発達症群	PDD	神経発達症群	PDD
横浜	5.1	4.5	8.3	5.8	5.3	3.6	13.3	5.9
広島	7.4	5.8	7.4	5.9	4.9	3.3	9.6	5.2
豊田	6.5	4.2	–	–	3.7	2.9	–	–
宮崎	9.4	8.7	9.6	8.9	5.3	3.6	11.5	5.7
松本	–	–	–	–	5.8	3.4	12.8	4.6
多治見	–	–	5.3	3.0	5.3	2.6	12.3	3.6
瑞浪	–	–	2.9	1.3	2.9	1.0	5.8	1.0
山梨	7.0	4.8	8.0	5.9	4.5	2.4	10.1	3.8
いわき	–	–	–	–	3.4	1.5	7.7	2.7
南相馬	–	–	–	–	5.1	2.7	11.8	4.2

本田ら，2016）をもとに筆者が作成

5.8 ～ 13.3％に分布し，うち受診していることを教師が把握していたのは 2.9
～ 5.8％であった。

令和 4 年度に，文部科学省は平成 24 年度と同じ方法で調査を行った。その
結果，小中学校の通常学級で神経発達症が疑われる児童生徒の割合は 8.8％で
あり，筆者らの研究結果に近づいた。

未診断例も含めた神経発達症全体の支援ニーズは，小学生で少なくとも
10％程度は存在すること，地域によっては就学前にその過半数が診断され早期
支援を受けていることが示された。今後，神経発達症に該当する子どもに関す
る支援体制は，この規模の支援ニーズを想定して構築していく必要がある。

Ⅲ　地域特性に応じた早期発見・早期支援の地域システム

障害児に対する地域支援施策は，昭和 30 年から 40 年代における精神薄弱児
または肢体不自由児通園施設の設置から本格的に始まり，昭和 50 年代以降は
厚生省の「心身障害児総合通園センター」構想のもと，複数の通園機能を持ち，
相談・指導・診断・検査・判定等を行うことができる拠点施設（「地域療育セ
ンター」等）の整備が大規模都市を中心に進められた。このような行政主導の
拠点施設型の支援システムは，人口や財政規模の大きな自治体でモデル的に進
められたものの，多くの小規模自治体には実行が困難であった。

平成に入り，知的発達症を伴わない神経発達症の診断例が徐々に増加し，平
成 10 年頃からは全国的にその支援ニーズが爆発的に増加してきた。拠点施設
のある都市部では，医療への受診・診断を起点として子どもを施設へ通所させ
て療育するという従来のやり方では膨大な支援ニーズに対応できなくなった。
一方，拠点施設のない多くの自治体では，診断・評価の場をはじめとした専門
的なサービスが著しく不足するとともに，幼稚園・保育園を中心とした一般の
子育ての場に障害児支援を担うことの期待が寄せられ，専門性と人材の確保が
深刻な課題となった。

ここで重要になってくるのが，「地域特性に応じた支援」という視点である。
人口規模・動態，自治体の経済状態，住民の社会経済階層など，各地域の実情
はきわめて多様であり，すでに構築されてきた障害児の地域支援体制も地域格
差が大きい。単一のモデルのみでは，各地域の実情に即した体制作りは困難で
ある。各自治体が自らの地域特性をよく把握し，実態に即した支援システムの

構築を目指す時代に入ってきているといえる。

　前述の厚生労働科学研究では，地域特性に応じた神経発達症の子どもとその家族の支援体制づくりを促進するため，人口規模によって自治体を「政令指定都市」「中核市・特例市・特別区」「小規模市」「小規模町村」の四つのグループに分け，地域の特性を分析し，神経発達症支援の現状を調査・比較することで，自治体規模に応じた支援システムのあり方について検討を行った。

　政令指定都市，なかでも横浜市のように地域支援システムが比較的早く整ってきた都市では，組織だった大きな拠点施設を中心にして関連機関との緊密な連携を築きつつ早期支援や学齢児支援が展開されている。しかし昨今の爆発的な拠点への受診集中の陰で，拠点施設とつながらないまま就学を迎える障害児も少なくない。そのような例への支援の重心移動が今まさに拠点の活動レパートリーに求められている。拠点の建設により地域から拠点へという障害児の集中が促進されてきたが，拠点の方にはこれとは逆に，拠点から地域へのアウトリーチ支援のあり方を開発していく課題がある。

　中核市・特例市・特別区では，障害の発見，専門療育，統合保育，学校教育などの直接支援機能は一通り整備されているが，専門医療機能の整備において顕著な格差がある。なかでも中核市のうち県庁所在市は，非県庁所在市に比べ市立の児童発達支援センター及び専門医療施設の整備が極めて遅れている。

　小規模市は，少子高齢化で子どもの人口が少ないことと市の財政が厳しいことから，診療所が付設された拠点施設を自前で建設することがきわめて難しい。しかし，神経発達症群の支援に関する企画，調整，連携などに特化した「発達支援室」のような中核機能を担う組織を設置することによって，つなぎの支援，巡回支援，職員研修などをスムーズに行えている地域もある。地域の大学と連携したり，県の施策として圏域の基幹医療機関を決めたり，あるいは都道府県の中核となる発達障害者支援センターに診療機能を持たせたりすることによって，市単独では得にくい専門的な医療・福祉のサービスを確保することができれば，きめ細かい支援が可能である。

　小規模町村では，保健師等の支援者と親との距離が近く，早期から支援が必要な子どもの把握力は優れ，追跡もなされているが，専門性の高いサービスは得られにくい。課題は専門性と専門家の確保である。都道府県の発達障害者支援センター等の専門機能を活用して，一層の「アウトリーチ型」自治体支援の強化，ICT を活用した支援事業の創設が望まれる。

すべての規模の自治体に共通の課題として，専門家による間接支援の充実，研修・人材育成システム，行政の縦割りを排した包括的・組織的・体系的なシステムの構築が挙げられる。なかでも連携については，発達支援システムの要である連携組織が確認できたのはごく少数の市に留まり，特別支援教育連携協議会についても同様であった。

この研究班では，これらの検討結果をもとに，政令指定都市，中核市・特例市・特別区，小規模市，小規模町村における今後の支援体制整備に向けた「提言」を作成しているので，参照されたい。

おわりに

今後の行政による神経発達症群の子どもたちの支援システム構築における課題と方向性について，法整備と地域特性に応じた支援のあり方の観点を中心に述べた。

その他，神経発達症を対象とした支援システムづくりにおける課題を2点挙げる。

一つは，神経発達症を専門的に診療できる医師の養成である。神経発達症は乳幼児期から明らかとなり，成人期以降にも多大は支援を要することが少なくないため，医療においては小児科および精神科をまたぐことになる。小児科医はこころの問題以外を専門とする方がはるかに多く，青年期以降は専門外となる。精神科医の多くは思春期未満の診療は専門外である。今後，小児科または精神科の研修を一通り終えた医師の一部がより高度な専門コースとして選択できるような児童思春期精神医学あるいは発達精神医学のコースを大学や公的な研修指定病院などに設置していく必要がある。

もう一つは，学校教育のカリキュラムである。知的発達症のない精神障害に対する特別支援教育体制の整備と並行して，通常学級における合理的配慮をより推進していく必要がある。そのためには，現行の集団一斉指導を前提とした画一的な学習指導要領を改め，クラスに1割程度は存在する可能性の高い神経発達症などの精神障害のある生徒を含め，多様な生徒たちが安心して学べるカリキュラムを編成していく必要がある。

文　献

Allen A, King A, & Hollander E: Obsessive-compulsive spectrum disorders. Dialogues in Clinical Neuroscience, 5: 259-271, 2003.

American Psychiatric Association: Diagnostic and Statistical Manual of Mental Disorders, 3rd ed.（DSM-III）. APA, Washington DC, 1980.

American Psychiatric Association: Diagnostic and Statistical Manual of Mental Disorders, 3rd ed., Revised（DSM-III-R）. APA, Washington DC, 1987.

American Psychiatric Association: Diagnostic and Statistical Manual of Mental Disorders, 4th ed.（DSM-IV）. APA, Washington DC, 1994.

American Psychiatric Association: Diagnostic and Statistical Manual of Mental Disorders, 4th ed., Text Revision.（DSM-IV-TR）. APA, Washington DC, 2000.

American Psychiatric Association: Diagnostic and Statistic Manual of Mental Disorders, 5th ed.（DSM-5）. APA, Washington DC, 2013.（日本精神神経学会日本語版用語監修，高橋三郎，大野裕監訳：DSM-5精神疾患の診断・統計マニュアル. 医学書院，2014）

Asperger H: Die "Autistischen Psychopathen" im Kndesalter. Archiv für Psychiatrie und Nervenkrankheiten, 117: 76-136, 1944.（ウタ・フリス編著，冨田真紀訳：自閉症とアスペルガー症候群. 東京書籍，1996.）

Asperger H: Problems of infantile autism. Communication, 13: 45-52, 1979.

Attwood T: Asperger's Syndrome: A guide for parents and professionals. Jessica Kingsley Publishers Ltd, London, 1998.（冨田真紀，内山登紀夫，鈴木正子訳：ガイドブック：アスペルガー症候群─親と専門家のために─. 東京書籍，1999.）

Baron-Cohen S, Leslie AM, and Frith U: Does the autistic child have a "theory of mind"? Cognition, 21: 37-46, 1985.

Baron-Cohen S: An assessment of violence in a young man with Asperger's syndrome. Journal of Child Psychology and Psychiatry, 29: 351-360, 1988.

Baron-Cohen S : Do autistic children have obsessions and compulsions? British Journal of Clinical Psychology, 28:193-200, 1989.

Bernard S, Enayati A, Redwood L, Roger H, and Binstock T: Autism: a novel form of mercury poisoning. Medical Hypotheses, 56: 462-471, 2001.

Bettelheim B: The Empty Fortress: Infantile Autism and the Birth of the Self. New york, The Free Press, 1967.

Birnbaum K: Der Aufbau der Psychose, Berlin, 1923.

Bishop DV, Whitehouse AJ, Watt HJ, and Line EA: Autism and diagnostic substitution: evidence from a study of adults with a history of developmental language disorder. Developmental Medicine & Child Neurology, 50: 341-345, 2008.

Bleuler E: Dementia praecox oder die Gruppe der Schizophrenien. Franz Deuticke, Leipzig und Wien, 1911.（飯田眞ほか訳：早発性痴呆または精神分裂病群．医学書院，1974.）

Bowlby J: Attachment and Loss, Vol.1 Attachment. Tavistock Institute of Human Relations, 1969.（黒田実郎，大羽蓁，岡田洋子他訳：愛着行動 母子関係の理論（1）新版．岩崎学術出版社，1991.）

Clements SD: Minimal Brain Dysfunction in Children. NINDB Monograph No.3. United States Department of Health, Education and Welfare, 1966.

DeMyer MK, Barton S, DeMyer WE, Norton JA, Allen J, and Steele R: Prognosis in autism: a follow-up study. Journal of Autism and Childhood Schizophrenia, 3: 199-246, 1973.

DuPaul GJ, Power TJ, Anastopoulos D, and Reid R: AD/HD Rating Scale-IV: Checklists, Norms, and Clinical Interpretation. Guilford Press, New York, 1998.（市川宏伸，田中康雄監修，坂本律訳：診断・対応のための ADHD 評価スケール ADHD-RS（DSM 準拠）チェックリスト，標準値とその臨床的解釈．明石書店，2008.）

独立行政法人日本学生支援機構：教職員のための障害学生修学支援ガイド（平成26年度改訂版）. pp179-212, 2015.

独立行政法人日本学生支援機構@：平成26年度（2014年度）大学，短期大学及び高等専門学校における障害のある学生の修学支援に関する実態調査結果報告書．2015.

Ehlers S and Gillberg C: The epidemiology of Asperger syndrome: a total population study. Journal of Child Psychology and Psychiatry, 34: 1327-1350, 1993.

Eisenberg L: The management of the hyperkinetic child. Developmental Medicine & Child Neurology, 8: 593-598, 1966.

遠城寺宗徳：遠城寺式・乳幼児分析的発達検査法―九州大学小児科改定新装版．慶應義塾大学出版会，2009.

Everall IP and LeCouteur A: Firesetting in an adolescent boy with Asperger's syndrome. British Journal of Psychiatry, 157: 284-287, 1990.

Feinman S (ed) : Social Referencing and the Social Construction of Reality in Infancy. Plenum Press, New York, 1992.

Frith U (ed.) : Autism and Asperger Syndrome. Cambridge University Press, 1991.（冨田真紀訳：自閉症とアスペルガー症候群．東京書籍，1996.）

Frith U: Autism: Explaining the Enigma, 2nd ed. Blackwell, Oxford, 2003.

船曳康子：MSPA（Multi-dimensional Scale for PDD and ADHD）「発達障害用の要支援度評価スケール」児童青年精神医学とその近接領域，57（4）：481-485, 2016.

藤永保編：現代の発達心理学．有斐閣，1992.

Gargaro BA, Rinehart NJ, Bradshaw JL, Tonge BJ, Sheppard DM. Autism and ADHD: how far have we come in the comorbidity debate? Neuroscience and Biobehavioral Reviews, 35: 1081-1098, 2011.

Gillberg CL: The Emanuel Miller Memorial Lecture 1991. Autism and autistic-like conditions: subclasses among disorders of empathy. Journal of Child Psychology and Psychiatry, 33: 813-842, 1992.

Goldstein S and Schwebach AJ: The comorbidity of pervasive developmental disorder and attention deficit hyperactivity disorder: results of a retrospective chart review. Journal of Autism and Developmental Disorders, 34: 329-339, 2004.

Gubbay SS: The Clumsy Child: A Study of Developmental Apraxic and Agnosic Ataxia. WB Saunders Company Ltd, 1975.

濱田秀伯：精神科症候学．弘文堂，1994.

針間博彦：統合失調症における内因性概念．精神医学，61: 769-776, 2019.

Hillery GA: Definition of Community. Rural Sociology, vol.20, 1955.（山口弘光訳：コミュニティの定義．鈴木広訳編：都市化の社会学（増補版）．誠信書房，1978.）

Honda H, Shimizu Y, Misumi K, Niimi M, and Ohashi Y: Cumulative incidence and prevalence of childhood autism in children in Japan. British Journal of Psychiatry, 169: 228-235, 1996.

Honda H, and Shimizu Y: Early intervention system for preschool children with autism in the community: the DISCOVERY approach in Yokohama, Japan. Autism, 6: 239-257, 2002.

本田秀夫：自閉症とアスペルガー症候群．多賀須幸男，尾形悦郎監修：今日の治療指針2002年版（vol 44），医学書院，pp627-628, 2002.

Honda H, Shimizu Y, Imai M, and Nitto Y: Cumulative incidence of childhood autism: a total population study of better accuracy and precision. Developmental Medicine and Child Neurology, 47: 10-18, 2005a.

Honda H, Shimizu Y, and Rutter M: No effect of MMR withdrawal on the incidence of autism: a total population study. Journal of Child Psychology and Psychiatry, 46: 572-579, 2005b.

Honda H, Shimizu Y, Nitto Y, Imai M, Ozawa T, Iwasa M, Shiga K, and Hira T: Extraction and Refinement Strategy for detection of autism in 18-month-olds: a guarantee of higher sensitivity and specificity in the process of mass screening. Journal of Child Psychology and Psychiatry, 50: 972-981, 2009.

本田秀夫：広汎性発達障害の早期介入—コミュニティケアの汎用システム・モデル．精神科治療学，24: 1203-1210, 2009a.

本田秀夫：自閉症スペクトラム障害のコミュニティケア・システム．精神神経学雑誌，111: 1381-1386, 2009b.

本田秀夫：発達障害の長期経過．子どもの心の診療シリーズ-1. 子どもの心の診療入門（齊藤万比古総編集）．pp.338-343, 中山書店，2009c.

本田秀夫：DSM-5ドラフトにおける乳幼児期・小児期・青年期の精神障害．精神科治療学，25: 1051-1058, 2010a.

本田秀夫：ASDの子どもの支援におけるチーム・アプローチ．Monthly Book Medical Rehabilitation, 125: 43-47, 2010b.

本田秀夫：ASDの子どもの支援におけるチーム・アプローチ．Monthly Book Medical Rehabilitanon, 125：43-47, 2010c.

本田秀夫：子どものメンタルヘルス．精神科臨床サービス，12: 247-249, 2012a.

本田秀夫：併存障害を防ぎ得た自閉症スペクトラム成人例の瘉床的特徴．精神科治療学，27: 565-570, 2012b.

本田秀夫：発達障害の乳幼児期における親支援―気づきから診断の告知まで．家族療法研究，29（2）: 109-114, 2012c.

本田秀夫：自閉症スペクトラムが精神病理学および治療学に及ぼす影響．臨床精神病理，33: 66-72, 2012d.

Honda H: How can epidemiological studies contribute to understanding autism spectrum disorders? Brain & Development, 35: 102-105, 2013a.

本田秀夫：早期の症候と経過から注意欠如／多動性障害（ADHD）の臨床的意義を考える．米田衆介：自閉症スペクトラム障害と ADHD 両方の特徴を有する成人例．精神科治療学，28: 179-184, 2013b

本田秀夫：自閉症スペクトラム―10人に1人が抱える「生きづらさ」の正体．SB クリエイティブ，2013c.

本田秀夫：思春期・青年期の発達障害の人たちへの医療支援―特有の性格変化および併発する精神症状への対応．児童心理，2013年12月号臨時増刊：発達障害のある子の自立に向けた支援，金子書房，pp97-101，2013c.

本田秀夫：成人期の自閉症スペクトラムをどう理解し支援するか－児童精神科医の立場から．こころの科学 No171：16-21, 2013d.

本田秀夫：自閉症スペクトラムと妄想．鹿島晴雄，古城慶子他編：妄想の臨床．新興医学出版社，pp208-219, 2013.

本田秀夫：発達障害へのアプローチ―最新の知見から（第3回）発達障害の早期支援．精神療法，40: 299-307, 2014a.

本田秀夫：成人の発達障害―類型概念，鑑別診断および対応．精神神経学雑誌，116: 513-518, 2014b.

本田秀夫：親の対応に苦慮する発達障害の幼児症例．精神科治療学，29（10）: 1243-1248, 2014c.

本田秀夫：発達障害のある高校・大学の生徒・学生が抱える問題．Asp heart：広汎性発達障害の明日のために 12：16-21, 2014d.

本田秀夫：成人期の自閉スペクトラム．児童青年精神医学とその近接領域，56: 322-328, 2015a.

本田秀夫：思春期・青年期の発達障害の人たちへの医療支援―特有の性格変化および併発する精神症状への対応．萩原拓編著：発達障害のある子の自立に向けた支援―小・中学生の時期に本当に必要な支援とは？　金子書房，pp108-112, 2015b.

本田秀夫：思春期・青年期の発達障害の人たちへの医療支援―特有の性格変化および併発する精神症状への対応．萩原拓編著：発達障害のある子の自立に向けた支援―小・中学生の時期に，本当に必要な支援とは？　金子書房，pp108-112, 2015c.

本田秀夫：自閉スペクトラム症の視点からみた精神疾患・精神障害の概念の再検討―『パラレルワールド』の精神医学の必要性・精神科，2022.

本田秀夫：学校と精神科医療の連携のあり方。精神科治療学 31（5）: 607-612, 2016a.

本田秀夫：早期発見・早期療育・親支援はなぜ重要なのか？本田秀夫編著：発達障害の早期発見・早期療育・親支援．金子書房，pp2-10, 11-17, 2016b.

本田秀夫：自閉スペクトラム症の理解と支援―子どもから大人までの発達障害の臨床経験から．星和書店，2017.

本田秀夫（研究代表者）：発達障害のある子どもとその家族を支援するための地域支援体制づくり―QISACCS を使った『地域診断』マニュアル．（https://q-saccs.hp.peraichi.com/）

本田秀夫（研究代表者）「提言―発達障害児とその家族に対する地域特性に応じた継続的な支援のあり方（厚生労働科学研究費補金　障害者対策総合研究事業身体・知的等障害分野　発達障害児とその家族に対する地域特性に応じた継続的な支援の実態と評価）」（http://www.rehab.go.jp/application/files/2115/8382/5279/2fOa6a10c145dd2563b4729eb19de61d.pdf）

本田秀夫，篠山大明，樋端佑樹：発達障害児者等の支援体制を評価するための『地域評価ツール』の作成と試行．厚生労働科学研究費補助金　障害者政策総合研究事業身体・知的等障害分野　発達障害児者等の地域特性に応じた支援ニーズとサービス利用の実態の把握と支援内容に関する研究．平成28年度総括・分担研究報告書．pp249-258，2017.

本田秀夫：発達障害－生きづらさを抱える少数派の「種族」たち．SB クリエイティブ，2018a.

本田秀夫：自閉スペクトラムの人たちにみられる過剰適応的対人関係．精神科治療学，33: 453-458, 2018b.

本田秀夫：ひとりひとりの個性を大事にする にじいろ子育て．講談社，2018c.

本田秀夫：はじめて学ぶ自閉スペクトラム症：第3回 自閉スペクトラム症の臨床における包括的アセスメント．臨床心理学，19（2）：245-250, 2019a.

本田秀夫：はじめてまなぶ自閉スペクトラム症：第5回 自閉スペクトラム症に対する地域支援システム．臨床心理学，19（4）：479-484, 2019b.

本田秀夫：はじめてまなぶ自閉スペクトラム症：第6回 自閉スペクトラム症と家族支援．臨床心理学，19（5）：609-613, 2019c.

本田秀夫：併存する自閉スペクトラム症状と ADHD 症状－神経発達症症例の症状構造をどう診立てるか．臨床精神医学，48（10）：1131-1135, 2019d.

本田秀夫：発達障害の地域支援におけるインターフェイスと就学支援．Monthly Book Medical Rehabilitation, 237: 31-36, 2019e.

本田秀夫：成人期における ASD の臨床．チャイルド・ヘルス，24: 37-39, 2021.

Howlin P, and Asgharian A: The diagnosis of autism and Asperger syndrome: findings from a survey of 770 families. Devopmental Medicine & Child Neurology, 41: 834-839, 1999.

Hull L, Petrides KV, Allison C, et al: "Putting on my best normal" social camouflaging in adults with autism spectrum conditions. Journal of Autism and Developmental Disorders, 47: 2519-2534, 2017.

Hull L, Levy L, Lai MC, et al: Is social camouflaging associated with anxiety and depression in autistic adults? Molecular Autism, 12: 13, 2021.

石井正博，篠田晴男，篠田直子：大学生における自閉性スペクトラム障害傾向と職業決定との関連―情動知能を介した検討．自閉症スペクトラム研究, 13（1）：5-12, 2015.

岩佐光章：自閉症スペクトラムの「固執」と「強迫」との関係．精神科治療学, 25: 1613-1618, 2010.

Jaspers K: Allgemeine Psychopathologie. Springer, Berlin, 1913.（西丸四方訳：精神病理学

原論．みすず書房，1971.）

金重紅美子，本田秀夫：ADHD のコモビディティ．精神科，23（1）：30-35, 2013.

Kanner L: Autistic disturbances of affective contact. Nervous Child, 2: 217-250, 1943.

Kanner L: Early infantile autism. Journal of Pediatrics, 25: 211-217, 1944.

Kanner L: Follow-up study of eleven autistic children originally reported in 1943. Journal of Autism and Childhood Schizophrenia, 1: 119-145, 1971.

笠原丈史，清水康夫，本田秀夫：小学校における発達障害児の教育と精神科医療との連携ニーズ．精神科治療学，23: 1319-1324, 2008.

加藤浩平，藤野博：TRPG は ASD 児の QOL を高めるか？東京学芸大学紀要 総合教育科学系Ⅱ，67: 215-221, 2016.

川崎葉子，清水康夫，太田昌孝：自閉症の経過中にみられる発話消失現象について．児童青年精神医学とその近接領域，26: 201-212, 1985.

Kessler RC, Adler L, Barkley R, Biederman J, Conners CK, Demler O, Faraone SV, Greenhill LL, Howes MJ, Secnik K, Spencer T, Ustun TB, Walters EE, & Zaslavsky AM.: The prevalence and correlates of adult ADHD in the United States: results from the National Comorbidity Survey Replication. American Journal of Psychiatry, 163: 716-723, 2006.

Kim YS, Leventhal BL, Koh YJ, Fombonne E, Laska E, Lim EC, Cheon KA, Kim SJ, Kim YK, Lee H, Song DH, & Grinker RR: Prevalence of autism spectrum disorders in a total population sample. American Journal of Psychiatry, 168: 904-912, 2011.

Kirk SA: Diagnosis and remediation of learning disabilities. Exceptional Children, 29: 73-78, 1962.

古茶大樹，針間博彦：病の「種」と「類型」，「階層原則」─精神障害の分類の原則について．臨床精神病理，31: 7-17, 2010.

Knoblock H, and Pasamanick B: Syndrome of minimal cerebral damage in infancy. JAMA, 170: 1384-1387, 1959.

Kolvin I: Studies in the childhood psychoses. I. Diagnostic criteria and classification. British Journal of Psychiatry, 118: 381-384, 1971.

古茶大樹：「メディカルノート」https://medicalnote.jp/contents/160217-015-SD，2016.

古茶大樹：臨床精神病理学．日本評論社，2019.

Komeda H, Kosaka H, Saito DN, Mano Y, Jung M, Fujii T, Yanaka HT, Munesue T, Ishitobi M, Sato M, and Okazawa H: Autistic empathy toward autistic others. Social Cognitive and Affective Neuroscience, 10: 145-152, 2015.

Kraepelin E: Psychiatrie: Ein Lehrbuch für Studierende und Ärzte. Verlag von Johann Ambrosius Barth, Leipzig, 1910.（西丸四方，遠藤みどり訳：精神医学総論．みすず書房，1994.）

Kretschmer E: Gedanken über die Fortentwicklung der psychiatrischen Systematik. Zeitschr. F. Neur. Bd. 48, 1919.

Kretschmer E: Physique and Character, 4th ed. Springer, Berlin, 1922.

Leyfer OT, Folstein SE, Bacalman S, Davis NO, Dinh E, Morgan J, Tager-Flusberg H, and Lainhart JE: Comorbid psychiatric disorders in children with autism: interview development and rates of disorders. Journal of Autism and Developmental Disorders, 36: 849-861, 2006.

Lotter V: Epidemiology of autistic conditions in young children: 1. Prevalence. Social Psychiatry, 1: 124-137, 1966.

Makita K: The age of onset of childhood schizophrenia. Folia Psychiatrica et Neurologica Japonica, 20: 111-121, 1966.

Madsen KM, Lauritsen MB, Pedersen CB, Thorsen P, Plesner A-M, Andersen PH, and Mortensen PB: Thimerosal and the occurrence of autism: negative ecological evidence from Danish population-based data. Pediatrics, 112: 604-606, 2003.

Makita, K.: The age of onset of childhood schizophrenia. Folia Japanese Journal of Psychiatry and Neurology, 20: 111-121, 1966.

松瀬留美子：自閉症スペクトラム特性が背景にあり統合失調症を発症した大学生の初期心理面接. 学生相談研究, 35：97-106, 2014.

Miller JN, and Ozonoff S: Did Asperger's cases have Asperger Disorder? A research note. J. Child Psychol. Psychiat., 38: 247-251, 1997.

三中信宏：系統樹思考の世界—すべてはツリーとともに—. 講談社現代新書, 2006.

三中信宏：分類思考の世界—なぜヒトは万物を「種」に分けるのか. 講談社現代新書, 2009.

宮沢久江, 本田秀夫：山梨県における発達障害に対する総合支援の取組. 特別支援教育, 44：48-51, 2011.

中尾佐助：分類の発想—思考のルールをつくる. 朝日選書, 1990.

三浦淳, 布施泰孝, 苗村育郎, 他：大学における休・退学, 留年学生に関する調査第35報（平成24年度集計報告）. 平成26年度第36回全国大学メンタルヘルス研究報告書. pp26-31, 2015.

森光晃子, 高橋知音, 鷲塚伸介, 他：アスペルガー障害のある学生の自立的課題解決を育てる包括的支援. 精神療法, 37：178-183, 2011.

村山光子：発達障害のある大学生の入学直後の困難と支援. 高橋知音編著：発達障害のある人の大学進学. 金子書房, pp104-118, 2014.

西村顕, 本田秀夫：知的障害・発達障害のある子どもの住まいの工夫ガイドブック—危ない！困った！を安全・安心に. 中央法規出版, 2016.

日戸由刈, 清水康夫, 本田秀夫, 萬木はるか, 片山知哉：アスペルガー症候群のCOSSTプログラム—破綻予防と適応促進のコミュニティ・ケア. 臨床精神医学, 34: 1207-1216, 2005.

日戸由刈, 萬木はるか, 武部正明, 片山知哉, 本田秀夫：4つのジュースからどれを選ぶ？—アスペルガー症候群の学齢児に集団で「合意する」ことを教えるプログラム開発. 精神科治療学, 24: 493-501, 2009.

日戸由刈, 萬木はるか, 武部正明, 本田秀夫：アスペルガー症候群の学齢児に対する社会参加支援の新しい方略—共通の興味を媒介とした本人同士の仲間関係形成と親のサポート体制づくり. 精神医学, 52（11）：1049-1056, 2010.

小川浩, 柴田珠里, 松尾江奈：高機能広汎性発達障害者の職業的自立に向けての支援. LD研究, 15：312-318, 2006.

小田佳代子, 高橋知音, 山崎勇, 他：質問紙を用いた発達障害関連支援ニーズと精神的健度

との関連の検討. CAMPUS HEALTH, 42：210-215, 2011.

Ornitz EM, Guthrie D, and Farley AH: The early development of autistic children. Journal of Autism and Childhood Schizophrenia, 7: 207-229, 1977.

Piven J, Palmer P, Jacobi D, Childress D, and Arndt S: Broader autism phenotype: evidence from a family history study of multiple-incidence autism families. American Journal of Psychiatry 154: 185-90, 1997.

Realmuto GM and August GJ: Catatonia in autistic disorder: a sign of co-morbidity or variable expression? Journal of Autism and Developmental Disorders, 21: 517-528, 1991.

Royal College of Physicians and British Society of Rehabilitation Medicine: Rehabilitation following acquired brain injury: national clinical guidelines (Turner-Stokes L, ed). London: RCP, BSRM, 2003.

Rutter M, and Lockyer L: A five to fifteen year follow-up study of infantile psychosis. I. Description of sample. British Journal of Psychiatry, 113: 1169-1182, 1967.

Rutter M, Greenfeld D, and Lockyer L: A five to fifteen year follow-up study of infantile psychosis. II. Social and behavioural outcome. British Journal of Psychiatry, 113: 1183-1199, 1967.

Rutter M: Concepts of autism: a review of research. Journal of Child Psychology and Psychiatry, 9: 1-25, 1968.

Rutter M (ed)：Developmental Psychiatry. American Psychiatric Press, Washington DC, 1987.

崎濱盛三：アスペルガー症候群における自殺. 精神科治療学, 19：1101-1107, 2004.

佐藤真美, 尾身あおい, 小川淳, 本田秀夫, 清水康夫：高機能自閉症の早期療育. 安田生命社会事業団研究助成論文集, 32: 237-242, 1996.

Sasayama D et al: Brief report: Cumulative incidence of autism spectrum disorder before school entry in a thoroughly screened population. Journal of Autism and Developmental Disorders DOI: 10.1007/s10803-020-04619-9, 2020.

Sasayama D, Kuge R, Toibana Y, and Honda H: Trends in autism spectrum disorder diagnoses in Japan, 2009 to 2019. JAMA Network Open 4: e219234. doi:10.1001/jamanetworkopen. 2021.

Schneider K: Klinische Psyshopathologie 6. Aufl. Georg Thieme Verlag, Stuttgart, 1962.（平井静也, 鹿子木敏範訳. 臨床精神病理学. 文光堂, 1963.）

Schneider K: Klinische Psychopathologie. 15. Aufl. Mit einem aktualisierten und erweiterten Kommentar von Huber G und Gross G. Thieme, Stuttgart, 2007.（針間博彦訳：クルト・シュナイダー新版 臨床精神病理学. 文光堂, 2007.）

Schopler E and Loftin J：Thought disorders in parents of psychotic children: a function of test anxiety. Archives of General Psychiatry, 20: 174-181, 1969.

Schopler E, Mesibov GB, and Hearsey K: Structured Teaching in the TEACCH System. In E. Schopler and GB Mesibov (Eds)：Learning and Cognition in Autism, Plenum Press, 1995.

清水馨, 渡辺慶一郎：大学生と自殺. 児童青年精神医学とその近接領域, 56：148-158, 2015.

清水康夫：幻覚妄想症状を呈する年長自閉症―自閉症の分裂病論に関連して. 精神科治療学,

文　献　237

1: 215-226, 1986.

清水康夫, 本田秀夫, 日戸由刈, 江口香世, 鮫島奈緒美, 中村明, 吉田友子：国際診断システムが規定する「アスペルガー障害／症候群」の妥当性を問う―3歳以前に, 社会的相互交渉以外は本当に正常に発達していたか？. 安田生命社会事業団研究助成論文, 33: 30-38, 1997.

清水康夫, 本田秀夫, 今井美保, 日戸由刈：高機能自閉症の早期発見と就学に至るまでの指導のあり方―その2　幼児期からの経過の多様性とそれによる「診断」の変遷. 厚生科学研究：自閉症児・者の不適応行動の評価と療育指導に関する研究平成11年度報告書, 44-49, 2000.

清水康夫, 今井美保, 本田秀夫：医学的リハビリテーションとしての「早期療育」. 総合リハビリテーション, 29: 53-58, 2001a.

清水康夫, 中村泉, 日戸由刈：実践講座「精神発達リハビリテーション」第四回：「一番になりたい！」：高機能自閉症において社会性の発達に伴って生じる新たな固執症状への早期対応. 総合リハビリテーション, 29: 339-345, 2001b.

清水康夫, 本田秀夫, 日戸由刈：AD/HD の心理社会的治療―教育との連携, 教師への支援. 精神科治療学, 17: 189-197, 2002.

清水康夫, 本田秀夫：自閉症スペクトル障害の早期介入. 精神科治療学, 18: 987-993, 2003a.

清水康夫, 本田秀夫：医療機関と学校とのネットワーク. AD/HD の診断・治療研究会（上林靖子, 齊藤万比古, 北道子）編：注意欠陥／多動性障害― AD/HD ―の診断・治療ガイドライン. じほう, pp.213-5, 2003b.

清水康夫, 本田秀夫, 日戸由刈, 片山知哉：「コミュニティ・ケア」を再考する―空間・主体・対象. 平成14年度厚生労働省精神・神経疾患研究委託費による研究報告集（2年度班・初年度班）208-209, 2003.

清水康夫, 本田秀夫, 中村泉, 日戸由刈, 今井美保, 安部真理子, 萬木はるか, 中村明：高機能広汎性発達障害における「一番病」の実態, 発生メカニズム, および早期療育技法. 厚生労働科学研究費補助金こころの健康科学事業：高機能広汎性発達障害の社会的不適応とその対応に関する研究平成13年度～15年度総合研究報告書, 101-117, 2004.

清水康夫, 本田秀夫, 岩佐光章, 今井美保, 日戸由刈, 中村泉, 武部正明, 小澤武司, 片山知哉：高機能広汎性発達障害に生じうる反社会的行動の危機介入と予防的介入―幼児期における早期発見・早期療育から学齢期における学校への支援を含めた地域ケア・システムのあり方. 厚生労働科学研究費補助金こころの健康科学研究事業：高機能広汎性発達障害にみられる反社会的行動の成因の解明と社会支援システムの構築に関する研究（主任研究者：石井哲夫）平成16年度報告書, pp108-111, 2005.

清水康夫：発達障害の早期介入システム. 発達障害研究, 30: 247-257, 2008.

清水康夫：ADHD を含めた発達障害にかんする教育と医療の連携のあり方―情緒障害通級指導教室との連携のシステム化に向けて. 精神科治療学, 25: 947-954, 2010.

清水康夫, 本田秀夫編著：幼児期の理解と支援―早期発見と早期からの支援のために. 金子書房, 東京, 2012.

Ssucharewa GE, and Wolff S: The first account of the syndrome Asperger described? Translation of a paper entitled "Die schizoiden Psychopathien im Kindesalter" by Dr. G.E. Ssucharewa; scientific assistant, which appeared in 1926 in the Monatsschrift fur

Psychiatrie und Neurologie 60: 235-261. European Child & Adolescent Psychiatry, 5: 119-132, 1996.

Stein Z, and Susser M: Methods in epidemiology. Journal of the American Academy of Child Psychiatry, 20: 444-461, 1981.

Strauss AA and Lehtinen LE: Psychopathology and Education of the Brain-injured Child. Grune and Stratton, New York, 1949.（伊藤隆二，角本順次訳：脳障害児の精神病理と教育．福村出版，1979.）

杉山登志郎：成人期のアスペルガー症候群．精神医学，50: 653-659, 2008.

高橋知音：発達障害のある大学生のキャンパスライフサポートブック—大学・本人・家族にできること．学研教育出版，2012.

高橋知音，高橋美保：発達障害のある大学生への「合理的配慮」とは何か—エビデンスに基づいた配慮を実現するために．教育心理学年報，54：227-235, 2015.

Tanguay PE, Robertson J, and Derrick A: A dimensional classification of autism spectrum disorder by social communication domains. Journal of the American Academy of Child & Adolescent Psychiatry, 37: 271-277, 1998.

Tantam D: Lifelong eccentricity and social isolation. I. Psychiatric, social, and forensic aspects. British Journal of Psychiatry, 153: 777-782, 1988a.

Tantam D: Lifelong eccentricity and social isolation. II: Asperger's syndrome or schizoid personality disorder? British Journal of Psychiatry, 153: 783-791, 1988b.

手島将彦，本田秀夫：なぜアーティストは生きづらいのか？—個性的すぎる才能の活かし方．リットーミュージック，2016.

樋端佑樹，本田秀夫：ASD と ADHD との関連：症状の鑑別，重複について．診断と治療，107（11）：1367-1371, 2019.

Turner-Srokes L（ed）Rehabilitation following acquired brain injury: national clinical guidelines. Royal College of Physicians and British Society of Rehabilitation Medicine 2003.

蔦森武夫，清水康夫：親がこどもの障害に気づくとき—障害の告知と療育への動機づけ．総合リハビリテーション，29: 143-148, 2001.

内村祐之：復刻版 精神医学の基本問題—精神病と神経症の構造論の展望．創造出版，2009.

UNESCO: The Salamanca Statement and Framework for Action on Special Needs Education. UNESCO, 1994.

臺弘：I 概念と定義．臨床精神医学講座2. 精神分裂病 I（松下正明総編集），中山書店，3-18, 1999.

Volkmar FR: Categorical approaches to the diagnosis of autism: an overview of DSM-IV and ICD-10. Autism, 2: 45-59, 1998.

Von Bertalanffy L: General System Theory: Foundations, Development, Applications. New York: George Braziller, 1968.（長野敬，太田邦昌訳：一般システム理論．みすず書房，1973.）

若林慎一郎：幼児自閉症の折れ線型経過について．児童精神医学とその近接領域，15: 215-230, 1974.

Wakefield AJ, Murch SH, Anthony A, Linnell J, Casson DM, Malik M, Berelowitz M, Dhillon

AP, Thomson MA, Harvey P, Valentine AP, Davies SE, and Walker-Smith JA: Ileal-lymphoid-nodular hyperplasia, non-specific colitis, and pervasive developmental disorder in children. Lancet. 351: 637-641, 1998.

Weinberger DR: Implications of normal brain development for the pathogenesis of schizophrenia. Archives of General Psychiatry, 44: 660-669, 1987.

Weiss M, Hechtman LT, and Weiss G（Eds）: ADHD in Adulthood: A Guide to Current Theory, Diagnosis, and Treatment. The Johns Hopkins University Press, Baltimore, 1999.

Wing L and Gould J: Severe impairments of social interaction and associated abnormalities in children: epidemiology and classification, Journal of Autism and Developmental Disorders, 9: 11-29, 1979.

Wing L: Asperger's syndrome: a clinical account. Psychological Medicine, 11: 115-129, 1981.

Wing L: Clarification on Asperger's syndrome. Journal of Autism and Developmental Disorders, 16: 513-515, 1986.

Wing L : The continuum of autistic characteristics. In E. Schopler & GB Mesibov（Eds.）, Diagnosis and Assessment in Autism. New "York, Plenum, .

Wing L: The definition and prevalence of autism: a review. European Child & Adolescent Psychiatry, 2: 61-74, 1993.

Wing L: The Autistic Spectrum: A guide for parents and professionals. Constable, London, 1996.（自閉症スペクトル―親と専門家のためのガイドブック．久保紘章，佐々木正美，清水康夫監訳，東京書籍，1998.）

Wing L: The autistic spectrum. Lancet, 350: 1761-1766, 1997.

Wing L and Shah A: Catatonia in autistic spectrum disorders. British Journal of Psychiatry, 176: 357-362, 2000.

Wing L: Reflections on opening Pandora' s Box. J. Autism Dev. Disord., 35: 197-203, 2005.

Wolff S, and Barlow A: Schizoid personality in childhood: a comparative study of schizoid, autistic and normal children. Journal of Child Psychology and Psychiatry, 20: 29-46, 1979.

World Health Organization: Manual of the international statistical classification of diseases, injuries and causes of death（9th ed., Vol.1）. WHO, Geneva, 1977.

World Health Organization: The ICD-10 Classification of Mental and Behavioural Disorders: Clinical Descriptions and Diagnostic Guidelines, WHO, 1992.

World Health Organization: The ICD-10 Classification of Mental and Behavioural Disorders: Diagnostic Criteria for Research. WHO, Geneva, 1993.

柳川洋編：スクリーニング・マニュアル．南山堂，1988.

米田衆介：自閉症スペクトラム障害と ADHD 両方の特徴を有する成人例．精神科治療学，28: 179-184, 2013.

吉田政幸：分類学からの出発―プラトンからコンピュータへ．中公新書，1993.

Yoshida Y, and Uchiyama T: The clinical necessity for assessing attention deficit/hyperactivity disorder（ADHD）symptoms in children with high-functioning pervasive developmental disorder（PDD）. European Child & Adolescent Psychiatry, 13: 307-314, 2004.

あとがき

　本書の初版のあとがきで，筆者は次のように書いた。「筆者の知る限り，『発達精神医学』という言葉がタイトルにつけられた和書は，おそらく本書が初めてではないだろうか」と。今回の新訂増補版のあとがきにあたって，amazonで『発達精神医学』で検索してみたところ，タイトルにこの言葉がつけられた和書は今も本書だけであった（2025年1月現在）。筆者がこの言葉にこだわったのは，自分の精神科医としてのアイデンティティが児童期・青年期にあるのではなく神経発達症を子どもから大人まで縦断的に診療することにあったからである。その気持ちは今も変わらない。筆者はもともと子どもに興味があったわけではなく，児童精神科医になろうと当初から考えて精神科に進んだのではない。はじめは，統合失調症や抑うつ症の成人を主として診療するふつうの精神科医になろうと思っていた。神経発達症を専門にしようと思ったのは医師になって3年目で，精神科病院に勤務していたときであった。その頃，自閉スペクトラム症（アスペルガー症候群）の成人例と思われる人たちに接する機会が何度かあり，成人期の神経発達症に興味をもったのである。神経発達症の全貌を理解するためには乳幼児期からすべてのライフステージにわたって診療ができるようになるべきだと考え，早期療育の専門機関である横浜市総合リハビリテーションセンターに身を置くことにした。このような経緯であったので，筆者は自分を児童精神科医と呼ぶことに，今も若干のためらいを抱いている。筆者と同様の考えをもつ人は多くはないが，神経発達症の支援をしている人たちの中にときどき見かける。児童精神科医と名乗っていても成人期まで継続的に診療する医師や，子どもの初診も受け付けている精神科医などである。

　『発達精神医学』の用語を強く意識するようになったのは，マイケル・ラ

ター（Michael Rutter）先生の編著による『Developmental Psychiatry』という本が出版されていることを知ったときからである。あのラター先生も"developmental psychiatry"という言葉を使っているのだと知って，「わが意を得たり」と子どものように胸がはずんだのを，今も鮮明に覚えている。そこで筆者は，横浜市総合リハビリテーションセンターの『児童精神科』の標榜を『発達精神科』に変えるよう働きかけた。この変更には，ある自閉スペクトラム症の男性の発言も後押しとなった。その男性は，小学6年生のときの再診で，「僕は中学生になったらもう来ない。だって，ここは『児童』って書いてあるでしょ。中学生になったらもう子どもじゃないから，ここは卒業です」と述べたのである。利用者自身も成長とともに『児童』という言葉に違和感を持つ時期がくるということを改めて確信したエピソードである。その人は今，すでに社会人となり，相変わらず定期的に外来に来られている。

　本書に収録した原稿の多くは，これまで筆者が雑誌等に寄稿したものであるが，全体としての一貫性を保つために用語や言い回しなどの改変を適宜行った。中には初出から何年も経ち，本文中のデータが古くなっているものもあったため，本書の編集に際して，より新しいデータがある場合は置き換えた。また，2013年出版のDSM-5以降，精神医学全体として用語やその日本語訳の見直しが行われてれいるため，文脈上古い用語の方が適切な場合を除き，診断名はDSM-5-TR（2022）に準拠して修正した。

　金剛出版の立石正信社長から本書の新訂増補版のご提案をいただいたのは，本書が出版されて10年ほど経った頃ではないかと思う。この10年ほどの間に用語が大幅に変わったことや，当時としては新しかった考え方も今では多くの人たちに浸透し，データの中には古くなったものもあったことなどから，一部の原稿は今回は含めず，代わりにこの10年の間に雑誌などに書いた原稿を一部取り入れた。日常の診療業務などで忙殺され，作業が遅々として進まなかったが，辛抱強く待ち続けていただいた立石社長に改めて感謝申し上げる次第である。

　初版でも書いたが，筆者が30年以上にわたって発達精神医学に没頭できたのは，齋藤治先生と清水康夫先生の2人のお力なくしてはあり得なかった。筆者が大学生の時，精神科の魅力を教えていただいたのが齋藤先生であった。さらに，医者になって3年目の筆者が自閉症に関心を持った時，「どうせやるのなら，いったんはその世界にどっぷり浸かってみた方がよい」という齋藤先生

からの後押しがなければ，横浜に移る決心がつかなかったかもしれない。1990年の晩秋に横浜を訪れた筆者が「自分をここで働かせてくれ」と申し出たときの清水先生の驚いた顔を，今でも忘れることができない。それからすぐに清水先生が奔走してくださったおかげで，その翌年から筆者は横浜に勤務することができた。筆者にとって清水先生は，発達精神医学だけでなく医学や科学的な物の考え方全般について広く深く教えていただいた最大の恩師である。それにしても，まさか20年も一緒に仕事をすることになるとは，当初は想像もしていなかった。山梨県に移り，さらに長野県に移った今も，横浜での20年の協働は筆者にとってかけがえのない財産である。2人の先生方に，心より御礼申し上げたい。

　本書によって少しでも多くの方が発達精神医学に関心を持っていただければ，望外の喜びである。

　2025年　1月

本田秀夫

索　引

アルファベット A-Z

ADHD ············ 3, 12, 54, 124, 177, 201, 202
　　—の診断概念······························ 90-95
ADHD-RS ···81
ADHD および ASD の診断基準············ 124
ASD ·· 28, 87
　　成人期における—········ 133-137, 201-209
　　—の概念································· 29-31
　　—の原因··································63
　　—の精神構造·······························32
ASD-D ······································ 73, 74
AS-W ···73
ASWD ······································ 119, 120
AS 固有の症状 ································ 116
AS 特有の認知 ································ 126
DISCOVERY ················· 82, 83, 172, 173
DSM-Ⅲ ···················· 27, 71, 90, 105
DSM-Ⅳ ····························· 15, 71
DSM-Ⅳ-TR ···························· 14, 33, 90
DSM-5 ····························· 3, 27, 77, 124
DSM-5-TR ······ 3, 36, 45, 46, 55, 56, 60, 62, 63,
　　105, 114, 124, 213, 215, 221
ICD-9 ···························· 29, 44, 70, 105
ICD-10 ····························· 15, 71
ICD-11 ····························· 3, 45, 105
PDD ···························· 93, 94, 108

Q-SACCS ······························· 82, 83, 84
SCD···73
SMD ··73
Y-LABiC スタディ ······················· 85, 87

あ

アイゼンバーグ·····································65
アクセシビリティ·········· 187, 190, 191, 193
アスペルガー······ 44, 45, 55, 69, 71, 97, 98, 99
アスペルガー症候群··· 15, 44, 55, 78, 97-104,
　　115, 199
アトモキセチン·····································89
いじめ ···················· 18, 36, 98, 118, 169
1 歳半健診 ·······································92
一方的な会話·····································69
イマジネーションの欠如····················· 129
岩佐光章 ···84
インクルージョン········· 37, 87, 175, 181, 197
インターフェイス·········· 171, 172, 173, 176
インテーク面接·····································24
ウィング············· 15, 44, 45, 70, 71, 72, 78, 80,
　　97, 98, 115
　　—の三つ組·····································73
ウェイクフィールド························· 79, 80
ウォルフ····································· 44, 55
うつ病···36

大人に対する反応⋯⋯⋯⋯⋯⋯⋯⋯⋯21
大人の ADHD ⋯⋯⋯⋯⋯⋯⋯⋯⋯ 201
オミッション・エラー⋯⋯⋯⋯⋯ 189, 190
親支援⋯⋯⋯⋯⋯⋯⋯⋯⋯ 161, 162, 164
親との愛着関係⋯⋯⋯⋯⋯⋯⋯⋯⋯21

か

解離症⋯⋯⋯⋯⋯⋯⋯⋯⋯⋯⋯⋯⋯36
カウンセリングのあり方⋯⋯⋯⋯⋯⋯32
学習障害⋯⋯⋯⋯⋯⋯⋯⋯⋯⋯⋯⋯90
学習能力⋯⋯⋯⋯⋯⋯⋯⋯⋯⋯⋯⋯22
家族内力動⋯⋯⋯⋯⋯⋯⋯⋯⋯⋯ 167
カタトニア⋯⋯⋯⋯⋯⋯⋯⋯⋯⋯⋯47
カナー⋯ 29, 43, 45, 59, 69, 70, 78, 91, 98, 105
感覚過敏⋯⋯⋯⋯⋯⋯⋯⋯⋯⋯⋯ 129
感情⋯⋯⋯⋯⋯⋯⋯⋯⋯⋯⋯⋯⋯⋯23
ぎこちない動作⋯⋯⋯⋯⋯⋯⋯⋯⋯69
気質⋯⋯⋯⋯⋯⋯⋯⋯⋯⋯⋯⋯⋯ 126
逆説的高望み⋯⋯⋯⋯⋯⋯⋯⋯⋯ 128
虐待⋯⋯⋯⋯⋯⋯⋯⋯⋯⋯⋯⋯⋯⋯39
急激なうつ状態⋯⋯⋯⋯⋯⋯⋯⋯ 146
境界知能⋯⋯⋯⋯⋯⋯⋯⋯⋯ 35-49, 140
共感性の欠如⋯⋯⋯⋯⋯ 30, 46, 69, 100
狭義の自閉スペクトラム症⋯⋯⋯ 117
共同注意⋯⋯⋯⋯⋯⋯⋯⋯⋯⋯⋯⋯65
強迫症⋯⋯⋯⋯⋯⋯⋯⋯⋯ 36, 75, 139
強迫スペクトラム症⋯⋯⋯⋯⋯⋯⋯75
興味の狭小化⋯⋯⋯⋯⋯⋯⋯⋯⋯ 129
局限性学習症⋯⋯⋯⋯⋯⋯⋯⋯⋯⋯54
グールド⋯⋯⋯⋯⋯⋯⋯⋯⋯⋯⋯⋯70
クレッチマー⋯⋯⋯⋯⋯⋯ 33, 44, 45
クレペリン⋯⋯⋯⋯⋯⋯⋯⋯⋯ 11, 12
軽度精神遅滞⋯⋯⋯⋯⋯⋯⋯⋯⋯ 115
軽度知的発達症⋯⋯⋯⋯ 36, 37, 38, 40
幻覚⋯⋯⋯⋯⋯⋯⋯⋯⋯⋯⋯⋯ 29, 46
限局性学習症⋯⋯⋯⋯⋯ 27, 123, 140
言語的コミュニケーション⋯⋯⋯⋯22
高機能自閉スペクトラム⋯⋯⋯⋯⋯54

攻撃性⋯⋯⋯⋯⋯⋯⋯⋯⋯⋯⋯⋯ 139
構造化⋯⋯⋯⋯⋯⋯⋯⋯⋯⋯⋯⋯ 190
広汎性発達障害⋯⋯⋯⋯⋯ 14, 71, 108
子どもの行動観察⋯⋯⋯⋯⋯⋯ 17-25
子どもの認知機能⋯⋯⋯⋯⋯⋯⋯⋯22
子どもの反応⋯⋯⋯⋯⋯⋯⋯⋯⋯⋯19
コミッション・エラー⋯⋯⋯⋯ 189, 190
コミュニケーション⋯⋯⋯⋯⋯⋯⋯22
コミュニケーション症⋯⋯⋯⋯⋯ 123
コミュニティケア⋯⋯⋯ 158-160, 195-200
孤立感⋯⋯⋯⋯⋯⋯⋯⋯⋯⋯⋯⋯⋯36
コンプリヘンシブ・デザイン⋯ 187, 191-193

さ

三階層モデル⋯⋯⋯⋯⋯⋯⋯⋯⋯ 170
自己愛性パーソナリティ症⋯⋯⋯⋯ 136
自己評価が低い⋯⋯⋯⋯⋯⋯⋯⋯⋯36
自殺⋯⋯⋯⋯⋯⋯⋯⋯⋯⋯⋯⋯⋯ 146
システム・アプローチ⋯⋯⋯⋯⋯ 161
システム・モデル⋯⋯⋯⋯⋯ 171-173
視線回避⋯⋯⋯⋯⋯⋯⋯⋯⋯⋯⋯ 134
シゾイドパーソナリティ症 ⋯ 44, 45, 48, 55, 57
児童精神医学への「発達」の視点の導入⋯13
自閉症スペクトラム指数（AQ）⋯⋯⋯⋯60
自閉症スペクトラム障害⋯⋯⋯⋯⋯71
自閉スペクトラム（AS）⋯⋯⋯ 12, 21, 30, 39,
  43-49, 54, 72, 78, 105-111, 113, 124, 195, 213
  診断概念の変遷⋯⋯⋯⋯⋯⋯ 69-76
自閉スペクトラム（AS）と
  自閉スペクトラム症（ASD）との関係⋯ 118
自閉スペクトラム症⋯⋯⋯⋯⋯ 3, 27, 44, 56,
  71, 77, 85, 114, 123, 133, 189
  ―の行動特性⋯⋯⋯⋯⋯⋯⋯ 59-66
  ―のコミュニティケア⋯⋯⋯⋯ 77-88
  ―の青年期⋯⋯⋯⋯⋯⋯⋯ 139-149
自閉スペクトラムと統合失調症の併存⋯⋯47
自閉性障害⋯⋯⋯⋯⋯⋯ 14, 77, 92, 115
  ―の発生率⋯⋯⋯⋯⋯⋯⋯⋯⋯93

自閉的連続体……………………………72
清水康夫……………………… 46, 47, 78, 159
社会適応の問題…………………………36
社会的カモフラージュ……………… 215, 216
出生前の情報………………………………13
シュトラウス………………………………90
シュナイダー…………………………… 28, 45
障害者枠………………………………… 208
障害への配慮…………………………… 179-181
職場での接し方………………………… 203-208
自律スキル………………… 127-129, 171, 215
神経発達症………………… 12, 27, 33, 51
　大人になった―…………………… 123-131
　成人期の―…………………………… 211-219
　―と学校教育………………………… 177-185
　―にかんする国際診断基準の定義………14
　―の診断概念…………………………13
　―の乳幼児期………………………… 16-1681
身体の健康状態…………………………20
心理社会的治療………………………… 153-160
ストレス………………………………… 217, 218
スハレヴァ…………………………… 44, 45, 55
スペクトラム……………………………72
生活史……………………………………11
成人期における ASD ………………… 133
精神構造の発達の多様性……………… 107
精神病質…………………………………45
精神病理学に対する影響
　（自閉スペクトラムの）…………… 106-109
接し方の細かい工夫…………………… 206-208
摂食症……………………………………36
早期の症候…………………………… 89, 93
早期発見………… 135, 162, 163, 165, 226
　―と早期介入…………………………40
ソーシャリゼーション………………… 190, 193
ソーシャルスキル……………… 127-129, 215

た

大学という環境と ASD の特性 ………… 142
対人関係に対する不安………………… 136
対人緊張………………………………… 134
他児との交流…………………………… 180
地域支援システムの簡易構造評価
　（Q-SACCS）………………………… 174
地域精神保健の三階層モデル………… 111
チーム・アプローチ………………… 170, 171
知的発達症…………………… 35-49, 222
注意欠陥障害……………………………90
注意欠如多動症（ADHD） 27, 39, 89-95, 123
注意欠如／多動性障害…………………90
注意，衝動のコントロール……………23
注察妄想………………………………… 145
抽出・絞り込み法…………… 81, 82, 91
中枢性統合………………………………65
通級による指導……………… 182-183
「つなぎ」の視点 ………………… 169-176
てんかん発作……………………………70
統合失調型パーソナリティ症…… 44, 45, 48,
　57, 136
統合失調症…………………… 29, 36, 43, 70
特異的治療型配慮……………… 179, 181
特異的発達障害…………………………90
特性特異的教育タイプ……………… 140, 214
特別支援教育……………… 178, 181, 222
トラウマ…………………………… 217, 218

な

内因性うつ病……………………………32
中尾佐助………………………… 61, 107
二次障害への配慮……………………… 145
乳幼児健康診査…………………………91
乳幼児自閉症……………………………91
ニューロダイバーシティ………………87
認知発達…………………………………22
ネグレクト……………………………… 181

ネスティング……………… 159, 183, 197-199

脳波異常…………………………………70

は

パーソナリティ………………… 11, 51, 139

　─形成……………………………… 51-58

　─の評価……………………………12

パーソナリティ症……………… 33, 45, 52, 57

　─と神経発達症との関係…………… 52-54

発達…………………………………11

発達精神医学………………………… 3, 11-16

発達リハビリテーション……………… 109

パニック…………………………… 117

ハラスメント……………………… 137

針間博彦………………………………28

犯罪の被害…………………………98

反応性アタッチメント症…………………39

ピアカウンセリング………………… 199

ピアジェ……………………………47

被害関係念慮……………………… 145

被害的な様相………………………56

被害念慮…………………………… 139

ひきこもり……… 36, 98, 118, 128, 145, 169

非言語的コミュニケーション………………22

微細大脳損傷症候群………………………90

微細脳障害…………………………90

非障害自閉スペクトラム（ASWD）… 54, 74,
　114-116, 125

非定型発達………………………… 100, 101

ビルンバウム………………………33

不安 36,………………………… 139

フォン・ベルタランフィ…………… 171

不適応行動………………………… 192

不登校……… 36, 98, 118, 128, 145, 148, 169

古茶大樹………………………………28

フリス………………………………99

フロイト………………………… 111

ブロイラー…………… 29, 43, 45, 46, 105

文脈を読む………………………… 103

分類の課題…………………………69

併存障害………………………… 113

ベッテルハイム………………………70

法制度の整備……………………… 221-223

ま

マインドリーディング………… 102, 103, 127

待合室…………………………………23

三つ組…………………………………45

三中信宏……………………… 62, 108

メチルフェニデート…………………89

メンタリング……………………… 199

妄想…………………………………46

問診票……………………………… 13, 24

問題の見きわめ…………………… 155

や

ヤスパース…………………………28

優格観念（支配観念）………………75

ユニバーサルデザイン…………… 187, 188

抑うつ…………………………… 148

予防精神医学的視点……………… 120

ら

ライフイベント………………………12

ラター…………… 45, 70, 78, 79

理解と共感……………… 157, 158

両価性…………………………………46

レーチネン…………………………90

連携のあり方……………… 183, 184

連合弛緩………………………………46

連続体…………………………………72

初出一覧

第1章　「児童精神医学」から「発達精神医学」へ―「発達」の視点に立った縦断的臨床研究の必要性．精神科治療学，23: 715-719, 2008.

第2章　子どもの行動観察のポイント．こころの臨床 a la carte, 30: 203-207, 2011.

第3章　自閉スペクトラム症の視点からみた精神疾患・精神障害の再検討―「パラレルワールド」の精神医学の必要性．精神科，40（1）: 1-6, 2022.

第4章　思春期の軽度精神遅滞・境界知能にみられる精神医学的問題．精神科治療学，26: 743-747, 2011. を基に改稿．

第5章　自閉症スペクトラムと統合失調症．Schizophrenia Frontier 9: 188-192, 2008. を基に改稿．

第6章　パーソナリティ形成とその異常に対する発達障害の影響．精神神経学雑誌，115: 635-641, 2011.

第7章　自閉スペクトラム症の行動特性から脳までの距離．こころの科学 No.200: 41-46, 2018.

第8章　自閉症におけるスペクトラム．精神科診断学 9（1）: 68-74, 2016.

第9章　自閉スペクトラム症のコミュニティケアと臨床研究．児童青年精神医学とその近接領域，64（3）: 271-280, 2023.

第10章　早期の症候と経過から注意欠如／多動性障害（ADHD）の臨床的意義を考える．精神科治療学，24: 965-970, 2009.

第11章　アスペルガー症候群の影と光―精神科医は何をめざすべきか？　精神科治療学，25: 69-73, 2010.

第12章　自閉症スペクトラムが精神病理学および治療学に及ぼす影響．臨床精神病理，33: 66-72, 2012.

第13章　併存障害を防ぎ得た自閉症スペクトラム成人例の臨床的特徴．精神科治療学，27: 565-570, 2012.

第14章　大人になった神経発達症．認知神経科学，19（1）: 33-39, 2017.

第15章　成人期における ASD の臨床．チャイルド・ヘルス，24（1）: 37-39, 2021.

第16章　自閉スペクトラム症の青年期―大学における男性例の支援を中心に．精神医学，58（5）: 383-390, 2016.

第17章　発達精神医学における心理社会的治療の基本―「何とか療法」以前にやるべきこと．こころの科学 No.160, 日本評論社，東京，pp.65-70, 2011.

第18章　神経発達症の乳幼児期における親支援―気づきから診断の告知まで．発達障害の乳幼児期における親支援．家族療法研究，29: 109-114, 2012. を改稿．

第19章　「つなぎ」の視点からみた神経発達症の支援．こころの科学，No.227: 14-19, 2023.

第20章　発達障害と学校教育―精神科医は何ができるか？　精神科，17: 491-495, 2010. を改題．

第21章　知的障害のための環境づくり―「ユニバーサルデザイン」から「コンプリヘンシブ・デザイン」へ．リハビリテーション・エンジニアリング，20: 7-10, 2005.

第22章　アスペルガー症候群のコミュニティケア考．心と社会，139: 58-64, 2010. を改稿．

第23章　職場におけるおとなの ADHD の人との付き合い方―周囲の理解と本人の能力活用のために．精神科治療学，28: 345-349, 2013.

第24章　成人例に対する神経発達症の説明．成人の神経発達症―主観と客観を総合した多軸的・階層的な視点から．精神医学，63（11）: 1625-1631, 2021. を改稿．

第25章　神経発達症児支援をめぐる課題と改革の方向性．公衆衛生 80（11）: 837-842, 2016.

［著者略歴］

本田　秀夫（ほんだ　ひでお）

1988年3月　東京大学医学部医学科卒業
1988年6月　東京大学医学部附属病院精神神経科
1990年6月　国立精神・神経センター武蔵病院精神科
1991年9月　横浜市総合リハビリテーションセンター発達精神科
2009年4月　横浜市総合リハビリテーションセンター発達支援担当部長兼，横浜市西部地域療育
　　　　　　センター長
2011年4月　山梨県立こころの発達総合支援センター所長
2014年4月　信州大学医学部附属病院子どものこころ診療部部長
2018年4月より信州大学医学部子どものこころの発達医学教室教授
2024年4月より長野県発達障がい情報・支援センター長を兼務

［主な著書］

自閉症スペクトラム―10人に1人が抱える「生きづらさ」の正体　SB新書，2013
子どもから大人への発達精神医学―自閉症スペクトラム・ADHD・知的障害の基礎と実践　金剛
出版，2013（新訂増補 子どもから大人への発達精神医学　2016）
自閉スペクトラム症の理解と支援―子どもから大人までの発達障害の臨床経験から　星和書
店，2017
ひとりひとりの個性を大事にする にじいろ子育て　講談社，2018
知的障害と発達障害の子どもたち　SB新書，2024

新訂増補

子どもから大人への発達精神医学

――神経発達症の理解と支援――

2014 年 12 月 20 日　初版発行
2025 年　4 月 30 日　新訂増補版初刷発行
2025 年　5 月 30 日　新訂増補版 2 刷発行

著　者　本　田　秀　夫
発行者　立　石　正　信

装画　栗山リエ　装丁　臼井新太郎
印刷・製本　精文堂印刷株式会社

発行所　株式会社 **金剛出版**

〒 112-0005　東京都文京区水道 1-5-16
電話 03-3815-6661　振替 00120-6-34848

ISBN 978-4-7724-2095-2 C3011　　　　　　　　Printed in Japan©2025

JCOPY 〈(社) 出版者著作権管理機構 委託出版物〉
本書の無断複製は著作権法上での例外を除き禁じられています。複製される場合は，そのつど事前に，出版者著
作権管理機構（電話 03-5244-5088，FAX 03-5244-5089，e-mail: info@jcopy.or.jp）の許諾を得てください。

精神療法増刊第 11 号

児童期・青年期のメンタルヘルスと
心理社会的治療・支援

［編］＝本田秀夫　精神療法編集部

●B5判　●並製　●272頁　●定価 **3,300** 円
● ISBN978-4-7724-2042-6 C3047

思春期・青年期のメンタルヘルスについて
先端的な臨床を実践する執筆陣が
心理社会的治療と支援について報告する。

精神科医という仕事
日常臨床の精神療法

［著］＝青木省三

●四六判　●上製　●220頁　●定価 **3,080** 円
● ISBN978-4-7724-1985-7 C0011

子どもから大人まで診る
ベテラン精神科医として知られる筆者による
四十年を越える臨床経験から得られた
日常臨床で応用可能な精神療法面接のこつ。

思春期の心の臨床 第三版
日常診療における精神療法

［著］＝青木省三

●A5判　●並製　●392頁　●定価 **4,620** 円
● ISBN978-4-7724-1795-2 C3011

日常診療における思春期精神科臨床の要点を
事例をまじえて詳述。
児童・思春期臨床四十年余にわたる
臨床経験が本書に凝縮されている。

価格は10%税込です。

おとなの自閉スペクトラム

メンタルヘルスケアガイド

［監修］＝本田秀夫
［編］＝大島郁葉

●B5判 ●並製 ●248頁 ●定価 **3,080** 円
● ISBN978-4-7724-1930-7 C3011

自閉スペクトラム症（ASD）の
診断の有無を問わず，
その特性を持つ人たち（自閉スペクトラム＝AS）を理解し，
支援するためのガイド。

ASD に気づいてケアする CBT

ACAT 実践ガイド

［著］＝大島郁葉 桑原 斉

●B5判 ●並製 ●224頁 ●定価 **3,080** 円
● ISBN978-4-7724-1781-5 C3011

ASD を正しく知って CBT で
丁寧にケアするための，
全6回＋プレセッション＋フォローアップから
構成された実践プログラム！

事例でわかる

思春期・おとなの自閉スペクトラム症

当事者・家族の自己理解ガイド

［編著］＝大島郁葉

●四六判 ●並製 ●248頁 ●定価 **3,080** 円
● ISBN978-4-7724-1708-2 C3011

小さいころに自閉スペクトラム症と
言われなかった当事者と家族のための，
アセスメントや診断プロセスを
分かりやすく解説した自己理解ガイド。

価格は 10％税込です。

心理支援と生活を支える視点
クライエントの人としての存在を受けとめるために

[著]=村瀬嘉代子

●四六判 ●上製 ●232頁 ●定価 **3,300** 円
● ISBN978-4-7724-2030-3 C3011

著者最新の論集。
対人援助職（セラピスト）の基本技術として，
問う力・聴く力を支える
ジェネラルアーツをいかに身につけるかを説く。

発達障害支援者のための標準テキスト
幼児期から成人のアセスメントと支援のポイント

[監修]=辻井正次　[責任編集]=髙柳伸哉
[編集]=西牧謙吾　笹森洋樹　岡田俊　日詰正文

●A5判 ●並製 ●324頁 ●定価 **3,850** 円
● ISBN978-4-7724-2038-9 C3037

保健・医療・福祉・教育等の全領域に対応！
この１冊で発達障害支援の
全体像が把握できる
支援者向けテキスト。

新訂増補 母子と家族への援助
妊産婦のストレスケアと子どもの育ち

[著]=吉田敬子

●A5判 ●並製 ●230頁 ●定価 **3,740** 円
● ISBN978-4-7724-1992-5 C3011

母子相互作用の臨床課題を
網羅したスタンダードテキストとして
好評の初版を大幅に改訂。
ストレスケアやボンディング障害にも言及。

価格は10%税込です。